U0382314

糖尿病

TANG
NIAO
BING

健康生活手册

JIANKANG SHENGHUO SHOUCE

安 安◎编著

人民东方出版传媒

东方出版社

前　言

生命的健康是幸福的源泉，一个人失去了健康，不仅自己痛苦，还会给家庭造成极大的经济负担和诸多生活上的麻烦。

糖尿病是由遗传因素、免疫机能紊乱、微生物感染及其毒素、自由基、精神因素等各种致病因子，作用于机体而导致胰岛功能减弱、胰岛素抵抗等引发的糖类、蛋白质、脂肪、水和电解质等代谢综合征。长期存在的高血糖，会导致人体各种器官、组织，特别是眼、肾、心脏、血管、神经的慢性损害和功能障碍。这种以高血糖为特征的代谢性疾病，是健康和生命的"甜蜜"杀手。

得了糖尿病之后应该怎么办？除了积极配合药物治疗外，还要注意改变自己的生活方式。生活规律、饮食有节、运动锻炼还有良好的情绪和心态是非常重要的。

　　本书重点介绍了有关糖尿病的常识及如何通过饮食、运动、药物等方式控制血糖。另外，本书最后还介绍了一些适合糖尿病患者的简单、方便的小配餐。希望本书能对糖尿病患者有所帮助，在控制血糖的同时，能够快乐地享受生活。

目 录
CONTENTS

第 一 章

糖尿病常识

血糖是指人体血液中含有的葡萄糖。血糖的升高或降低，代表着人体血液中葡萄糖含量的升高或降低。长期血糖过高，会影响人体健康。

一、什么是糖尿病

我们在日常饮食中摄取的糖分主要有三类，分别为单糖、双糖和多糖。葡萄糖、果糖、半乳糖属于单糖。乳糖、蔗糖、麦芽糖属于双糖。我们常吃的大米、白面、玉米、土豆中所含的淀粉属于多糖；膳食纤维也属于多糖，不过这是一种不易被人体吸收的多糖。

人体的血糖主要来自于饮食所摄取的多糖。人体中各种糖分都很重要，特别是葡萄糖和多糖，它们是人体运行的必要能源物质，维持人体的各个器官、组织、细胞的正

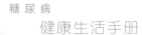

常功能都离不开它们。但是，如果我们长期进食过多的糖类物质，就会引发高血糖。高血糖就是人体血糖值高于标准值，相反低于标准值就是低血糖。

糖尿病是指一组由多病因引起，以慢性高血糖为主要特征的内分泌失调或代谢紊乱性疾病。早期糖尿病可引发低血糖、酮症酸中毒、非酮症高渗型昏迷、乳酸性酸中毒等，同时伴有急性并发症；发展到后期，可以造成糖尿病性视网膜病变、白内障、眼肌麻痹、糖尿病肾病、尿路感染、肾功能不全、周围神经病变、脑梗死、脑出血、高血压、动脉粥样硬化、皮肤感染等多种慢性并发症。

二、糖尿病的诊断标准

正常人空腹血糖值应在 3.9—6.1mmol/L 范围内，餐后 2 小时血糖不超过 7.8mmol/L。患糖尿病后，体内的胰岛素量不足或作用缺陷，血糖自然会升高。

糖尿病的诊断依据为：

1.出现糖尿病典型症状——"三多一少"症状，即多饮、多尿、多食、体重减少。

2.血糖值：（1）空腹静脉血糖值大于等于 7.0mmol/L ；（2）口服葡萄糖耐量试验,2 小时血糖值大于等于 11.1mmol/L；（3）随机血糖值大于等于 11.1mmol/L。

当出现典型的"三多一少"症状，任意一次测量的血糖值达到指标，即可诊断为糖尿病；即便没有典型症状，任意两次测量的血糖值达到指标，也可诊断为糖尿病。

三、糖尿病的类型

（一）胰岛素依赖型糖尿病

胰岛素依赖型糖尿病也被称为 1 型糖尿病，可以发生在任何年龄段，但多见于 30 岁以下的人群，包括青少年及儿童，临床表现为多尿、多饮、多食、体重减轻。

（二）非胰岛素依赖型糖尿病

非胰岛素依赖型糖尿病也被称为 2 型糖尿病，可以发生在任何年龄段，多见于肥胖者和中老年人。这类型的糖尿病通常发病缓慢，症状不典型，常伴有大血管病变、皮肤感染性病变、心脏病变、脑血管病变、下肢坏疽或溃疡等。微血管病变会导致眼底视网膜病变、白内障，严重者可造成失明。

（三）营养不良相关型糖尿病

营养不良相关型糖尿病多发生于热带和亚热带发展中

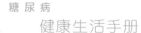

国家，患者常有营养不良的病史。

（四）继发性糖尿病

继发性糖尿病是指由于胰腺损伤或其他内分泌疾病，造成胰岛素分泌不足或对抗胰岛素的激素不合适地升高而造成的糖尿病。

四、糖尿病的主要诱因

（一）遗传因素

糖尿病存在家族发病倾向。临床上至少有 60 种以上的遗传综合征可伴有糖尿病。1 型糖尿病有多个 DNA 位点参与发病，其中以 HLA 基因中 DQ 位点多态性关系最为密切。在 2 型糖尿病患者中已发现多种明确的基因突变，如胰岛素基因、胰岛素受体基因、葡萄糖激酶基因、线粒体基因等。

（二）环境因素

1. 病毒感染

个别 1 型糖尿病患者，是在患上感冒、腮腺炎等病毒感染性疾病之后发病的。柯萨奇病毒、风疹病毒、腮腺炎病毒等进入机体后，可直接损伤胰岛 B 细胞，破坏大量 B 细胞，同时抑制 B 细胞的生长，导致胰岛素分泌缺乏，从而引发 1 型糖尿病。

2. 化学物质和药物

现已查明有几种化学物质能够引发糖尿病。如砒甲硝苯脲（灭鼠药），能引发 1 型糖尿病，患者起病急，体内胰岛素减少，容易发生酮症酸中毒。还有一些临床用药，如戊双脒（用于治疗肺炎）和左旋门冬酰胺酶等，也能引发糖尿病。

（三）不良生活习惯

1. 饮食不规律

经常饱一顿饿一顿，暴饮暴食，每次吃得很饱，都容易患上糖尿病。吃得太多，容易给人体的胰岛素造成负担，从而导致胰岛素功能出现问题。

2. 运动不足

久坐、久睡、久看电视、久玩电子产品、长时间生活不规律、运动量不足等，容易引起体内胰岛素的分泌量减少，从而引发高血糖。

3. 饮食结构不合理

人们的物质生活水平提高后，饮食习惯大多以高热量、高脂肪的食物为主。由于热量摄入超过了人体的消耗量，造成体内脂肪堆积，引发肥胖。这种不合理的饮食结构是诱发糖尿病的重要原因。所以，我们日常饮食尽量要多样化，尽量要保持营养的均衡，多吃水果、蔬菜，适量吃鱼、禽、蛋类等。

4.精神神经因素

糖尿病的发生及发展过程中，精神的紧张、情绪的波动、心理的压力会引起某些应激激素分泌大量增加。而这些激素都是会使血糖升高的激素，也是与胰岛素对抗的激素。由于这些激素长期大量地释放，会造成内分泌代谢紊乱，引发高血糖。

（四）自身免疫

1型糖尿病是一种自身免疫性疾病。在病人的血清中可以发现多种自身免疫性抗体。其机制主要在于，病毒等抗原物质进入机体后，破坏了机体的免疫系统，由此产生了一些针对胰岛 B 细胞的抗体物质。而这些抗体物质直接造成胰岛 B 细胞的损害，导致胰岛素分泌缺乏而引发糖尿病。

（五）妊娠

妊娠期母体会产生大量不同种类的激素，这些激素对胎儿的健康成长非常重要。但是它们也可以阻断母体的胰岛素作用，引起胰岛素抵抗，进而引发妊娠期糖尿病。

五、糖尿病的症状

（一）典型的"三多一少"症状

如前所述，"三多一少"是指多吃、多喝、多尿、体重减少。

（二）不典型症状

一些 2 型糖尿病患者症状不典型，仅有头晕、乏力等表现，甚至无症状。有的发病早期或发病前阶段，会出现餐前低血糖的症状。

（三）糖尿病的急性并发症

糖尿病的急性并发症主要包括低血糖昏迷、酮症酸中毒、乳酸性酸中毒、非酮症性高渗综合征等，这些急性并发症往往会危及患者的生命。

1. 低血糖昏迷

糖尿病患者的血糖水平低于 3.9mmol/L 时，会出现神志障碍、抽搐、头晕、出虚汗、心慌、四肢颤抖、恶心呕吐、饥饿感等症状。这些症状虽然看似不怎么严重，但若反复出现，情况就会越来越严重，甚至可能导致患者脑死亡。

2. 酮症酸中毒

酮症酸中毒是糖尿病最常见的急性并发症之一。1 型糖尿病患者发生酮症酸中毒的原因主要是胰岛素使用中断或胰岛素用量不足。2 型糖尿病患者如代谢控制差、伴有严重应激时亦可能发生酮症酸中毒。当酮症酸中毒发生时，如延误诊断治疗可致死亡，幼龄或高龄、昏迷或低血压的患者死亡率更高。

3. 乳酸性酸中毒

糖尿病合并乳酸性酸中毒的发生率不高，但病死率很高。乳酸性酸中毒大多发生在伴有肝、肾功能不全，或伴有慢性心肺功能不全等缺氧性疾病的患者身上，尤其是同时服用苯乙双胍的患者。致病原因主要是人体内无氧酵解的糖代谢产物乳酸大量堆积，导致高乳酸血症，进一步出现体液 pH 降低，造成乳酸性酸中毒。

4. 高渗高血糖综合征

高渗高血糖综合征多见于老年 2 型糖尿病患者，病死率极高。发病的主要原因是血糖急剧升高，水、电解质平衡紊乱，导致昏迷、休克和多器官功能衰竭。

（四）糖尿病的慢性并发症

糖尿病的慢性并发症包括糖尿病足、糖尿病肾病、糖尿病眼病、糖尿病神经病变等，是否发生糖尿病慢性并发症是判断糖尿病病情轻重最重要的指标之一。

1. 糖尿病足

由于糖尿病导致血管病变，患者的脚部容易供血不足，一旦感染容易造成严重的损伤、溃疡甚至坏疽，形成糖尿病足，也叫"老烂脚"。

2. 糖尿病肾病

糖尿病肾病也是糖尿病主要的慢性并发症之一，早期表现为蛋白尿、水肿，晚期发展为肾衰竭，是糖尿病患者死亡的主要原因之一。

3. 糖尿病眼病

糖尿病眼病是视网膜血管受到损害，导致血管闭锁，视网膜组织缺氧，从而使视网膜出现微血管瘤、水肿、出血、新生血管以及玻璃体增殖性病变等一系列病理改变。患者轻者视力下降，重者可导致失明。

4. 糖尿病神经病变

糖尿病神经病变是糖尿病最常见的慢性并发症之一，也是糖尿病致死和致残的主要原因。病变可危及中枢神经、周围神经以及自主神经，其中以周围神经病变和自主神经病变最为常见。相对而言，糖尿病神经病变要比糖尿病眼病和糖尿病肾病的发病率更高。

六、脆性糖尿病

脆性糖尿病又称"不稳定型糖尿病"，主要出现在 1 型糖尿病和晚期 2 型糖尿病患者身上。它的特点是，患者的胰岛 B 细胞功能完全衰竭，几乎不能自身分泌胰岛素。此时这些糖尿病患者的血糖值很高，必须用胰岛素治疗。由于这类糖尿病患者自身几乎不能分泌胰岛素，因此血糖值往往会忽高忽低，难以控制，故称"脆性糖尿病"。

 健康养生小百科

DHA 具体有什么用？

1. 促进胎儿大脑和神经发育

DHA 不仅对胎儿大脑发育有重要影响，而且对视网膜光感细胞的成熟有重要作用。孕妇在孕期可通过摄入 DHA，将其输送到胎儿大脑和视网膜，使胎儿神经细胞成熟度提高。

2. 减少产后抑郁

研究显示，我国 50%—75%的女性都随着孩子的出生经历过一段时期的产后抑郁，服用适量 DHA 可减少产后抑郁症的发生。

3.抑制发炎

DHA 会抑制发炎前驱物质的形成，所以具有消炎作用。

4.降低血脂、预防心脏血管疾病

DHA 可降低血液中的甘油三酯、胆固醇，预防血栓的形成。

5.改善老年人痴呆

DHA 具有使脑细胞活性化的力量，随着年龄的增长，脑中的 DHA 会逐渐减少，适当补充 DHA，可以提高老年人的记忆及学习能力。

6.抗衰老

DHA 通过触发线粒体酶发挥作用，可以恢复和平衡受老化影响的细胞线粒体能量，减少皮肤表面皱纹，提升紧致度。

7.保湿作用

DHA 能够通过促进表皮层的更新和提高它的不渗透性来重组皮脂屏障作用，加强皮肤屏障作用，减少水分流失。

8.促进胰脏的机能

DHA 可以促进胰脏的机能，使得胰岛素的分泌和作用趋于正常，达到降低血糖的目的。所以，糖尿病患者适量补充 DHA 是很有必要的。

第 二 章

健康生活，控制血糖

　　糖尿病会给我们的身体造成极大的伤害，严重影响生活质量。养成良好的生活习惯，可以预防糖尿病。而对于糖尿病患者来说，良好的生活习惯也有助于将血糖控制在一定的范围内，防止并发症的发生和发展。

一、早睡早起，精神百倍

　　欧洲文艺复兴时期的英国剧作家莎士比亚说过，"舒服的睡眠才是自然给予人的温柔的令人想念的看护"。我们一生有三分之一的时间在睡眠中度过，可以说，睡眠对我们的身体健康极为重要。早睡早起，则是我们应养成的健康生活习惯。

（一）几点起床才健康

当代人尤其是生活在都市中的年轻人，工作压力大，生活节奏快，娱乐项目多，熬夜往往成为习惯，很难做到早睡早起。

对于我们的身体而言，白天的活动就像是在放电，晚上睡觉就像是在充电。晚上充电的时间短，而白天放电的时间长，身体就会受到损害。年轻的时候可能还没什么感觉，等到了四五十岁，病就全来了。

不能早睡，就不会早起，阳气没有升起来，人就乏力，同时还易发脾气。有人之所以脾气大，是因为阳气憋着就成为火气，体内的邪火太大了。

那么，什么时候起床才是早起？推荐早晨 5 点起床。在不同的季节，可适当调整起床的时间。

一年有 24 个节气，而一天就是一年的缩影，也有 24 节气:3 点立春，4 点雨水，5 点惊蛰，6 点春分，7 点清明，8 点谷雨，9 点立夏，10 点小满，11 点芒种，12 点夏至，13 点小暑，14 点大暑，15 点立秋，16 点处暑，17 点白露，18 点秋分，19 点寒露，20 点霜降，21 点立冬，22 点小雪，23 点大雪，24 点冬至，1 点小寒，2 点大寒。

5 点对应着 24 节气中的惊蛰。惊蛰，即"众蛰各潜骇，草木纵横舒"。"蛰"为冬眠的动物，包括狗熊、蛇、青蛙、虫子等。"惊蛰"则意味着蛰伏的动物在这个节气惊醒。动物能感觉到天地之间阳气的变化，所以会醒来。人也属于动物，只是人们削弱了对客观自然的感知度。

人体内蛰伏的是什么呢？是一晚上的阳气，它需要在5点惊蛰时升起，就像万物在春天复苏一样。

阳气如何升起来？只有一个途径，那就是"春主醒、主动"。到5点的时候，你要醒来，而且要起来活动，这时阳气就升起来了。

（二）坚持早起早睡，让生活更精彩

多项健康研究证明了早起的好处，专家们根据研究结果总结出以下几点：

1.精力旺盛，不易犯困

早起者通常起床更快，而且头脑灵活，能够快速集中注意力投入到工作和学习中，也不容易疲劳，精力更旺盛。

2.学习成绩更突出

有研究表明，习惯早起的学生的成绩比"夜猫子型"的学生高出一个百分点。该研究显示，早起的学生生活更规律，他们准时上课，学习更主动，并且没有熬夜带来的健康问题。

3.处理事务头脑清晰

早起者头脑更清醒，遇事会提前规划，行动更加果敢。他们做事情效率更高、组织性更强、目标更明确，且更关注细节。

4.白天可以做更多的事

当"夜猫子"们早上还在为起床挣扎的时候，早起者们可能已经完成晨练，吃完早餐，开始处理一些重要的事务了。他们可以提前安排当天重大的活动，制订计划并及时实施。

5.幸福满满

无论任何年龄段的人，早起者的情绪往往更加积极向上，自我感觉更好，健康意识也更加强烈，这可能和他们能更早地在阳光中开始一天的生活、学习、工作有关。习惯早起的人，为人通常更友善，更少出现"黑暗性格"。

6.减少抑郁

早起的人做事更有条理，会提前准备，很少手忙脚乱，因而性格更加开朗。而爱熬夜的人则更容易患抑郁症，缺少睡眠也是抑郁症的一大诱因。

（三）能控制早晨的人，方可控制人生

"能控制早晨的人，方可控制人生。"一个人如果连早起都做不到，还能指望他做些什么呢？古人云"一日之计在于晨"，早上都抓不住，怎么能抓住当天？

能早起的人，往往自控能力比较强。当别人还在睡梦中时，他们已经走在为梦想拼搏的路上。长期坚持早起的人普遍在做事效率和成功率上都会高出别人许多。

早上起来，人体从代谢率最低的睡眠状态中醒来，如果能适当运动，则有利于提升代谢率，改善血液循环。

很多人一听5点起床，觉得不可能做到，其实很简单，你可以试一下。通常情况下，我们只是在起床的那几分钟里会产生心理矛盾：起还是不起？起吧，实在太困了；不起，对健康又不好。但当你真起来了，稍微一活动，或走或跳，或舒展身体，你就会感觉不那么困了，而且身体很轻松，很舒服。

如果实在太困怎么办呢？你可以5点起床，活动30分钟左右，然后再躺下睡回笼觉，这时阳气已经升起，再睡也不会压着阳气了。

早晨醒来后要慢起，非不得已，尽量不要猛起。猛起会使血往上冲，造成血压突然变动，引起头晕等症状。比较好的做法是，睁开眼睛后先不起身，躺在床上活动一下四肢和头部，5分钟后再起来。如果有起不来床的感觉，可以闭着眼做一些伸拉四肢的动作，这会非常有助于尽快清醒。比如：左右膝盖分别弯曲，使劲掰向身体另一侧；用双手把一个膝盖抱在胸口维持10秒；仰面躺着，双手尽量向上伸直，以鼻吸气，以口呼气，身体保持5秒不动；等等。我们可以在前一晚临睡前将一杯凉开水放在床头。起床后，先喝一杯凉开水，因为经过一夜的睡眠，没有水的摄入，人很容易脱水，而一杯凉开水则是有益的水分补充。这对胃肠也能起到清理作用，还能清清口，帮助我们从睡眠状态中清醒过来。

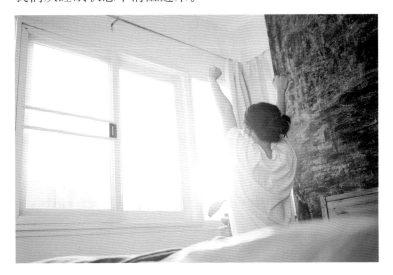

（四）怎么做到睡得少还精神好

睡得少一样可以睡得好，只要修正一些想法及习惯，就能收到明显效果。按照人的睡眠节奏，除了在每天凌晨2—4点达到睡眠的最高峰外，次高峰则在下午2—4点。因此吃完午餐后，可以小睡15—30分钟。若有喝咖啡的习惯，可在午睡前享用，更助于午后的神清气爽。因为摄取的咖啡因，大概需要30分钟到达脑部发挥提神作用。

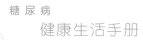

这样，睡醒起来刚好迎接下午的学习或工作。

人的体温在睡眠时会逐渐下降，凌晨4—6点时达到低谷后开始慢慢回升。研究证实，睡眠期间体温下降明显者，大多能获得优质的深度睡眠。因此，我们可以通过睡前沐浴、舒缓的运动来加速血液循环，适当提升体温。由于人体散热主要是通过手脚末端的毛细血管进行的，所以睡眠时特别要注意手脚的保暖。

（五）早起是解决失眠问题的好方法

人的一生有三分之一的时间是在睡眠中度过的，好的睡眠对恢复体力、增强精力、保证健康十分重要，因此，睡眠是最好的养生方式。但是，也有很多人受到失眠的困扰，想睡，就是睡不着。

有一种较好的解决方法就是早起。当你早上起得早，晚上早早就会困了；但如果你早上起得晚，晚上就不容易困。这样就会一直处于一个晚上失眠、早上又起不来的怪圈中。怎么打破这个怪圈呢？就是早起。

睡眠质量还有时段的问题，晚9点到凌晨3点是人体补充能量的一个时段。建议晚上9点准备上床休息，确保晚上9点到凌晨3点这一补充能量时段身体能够得到充分休息。

除了早睡，自我按摩的方式也可改善失眠：

1.按摩头部。以中指指腹自下而上交替按摩印堂穴30次，再沿眉按摩眉骨、太阳穴各30次。

2.按摩耳部。以双手拇指、食指循耳廓自上而下按摩30次，再揉双侧耳垂30次，至微微发红为止。

3.按摩腹部。临睡前取仰卧位，将双手搓热，环形按揉腹部，顺时针和逆时针各30次。这种方法除有安眠作用外，还有健脾和助消化的作用。

4.按摩颈部。以食指按摩耳后乳突旁凹陷安眠穴30次，拿捏颈项30次，以颈部有压迫感为度。

5.按摩足心。晚上洗脚过后，以拇指按揉足心涌泉穴，左右脚各90次，有强肾调肝和安眠的作用。

二、坚持锻炼

俗话说"动则不衰，乐则长寿"。坚持并合理地进行体育锻炼，不仅能够强身健体，预防疾病，还能够改善情绪，提高生活质量。

（一）运动的作用及时间

研究显示，一个人如果不注意锻炼，从30岁开始，肌肉就会逐年减少。到75岁时，肌肉基本上只剩下30岁时的50%，因为一半已经萎缩了。2型糖尿病就和肌肉减少有关。胰岛素要发挥降血糖的作用，需要"助手"的帮忙。这个"助手"就是胰岛素的受体，它存在于肌肉细胞上。如果长期不锻炼，随着肌肉的减少，胰岛素受体的数量也必定减少，降糖的作用就发挥不出来，血糖就会升高。

运动不是药，但却胜过药，因为没有任何一种药的效果能代替运动。运动是健康的源泉、生命活力的秘诀。中国有句名言：生命在于运动。对于绝大多数的疾病，如脂肪肝、高血压、高血脂、糖尿病、抑郁症、内分泌失调等，适量运动都对其有益处。

选择阳光明媚、空气清新的天气进行适当的运动，可以加快新陈代谢，预防糖尿病的发生，减少自身心理压力，促进脂肪分解，减轻体重，抑制机体炎症反应，等等。对于糖尿病患者来说，运动能增加外围组织对胰岛素的敏感性，改善血糖代谢，有效控制血糖。

适宜运动的时间为上午9—11点和下午5—7点。上午是脾经活动时间，有益于健脾和胃、培土生金；下午是肾经活动时间，起到补肾阳、活血益气的作用。肾主筋骨、主发，肾为先天之本。这个时间活动有益于糖尿病患者恢复健康，不会带来负面影响。经常晒太阳可以补钙，可以生阳，祛除身体之湿寒。

运动的强度和时间的长短应根据自己的总体健康状况

来定，关键在于找到适合的运动量和感兴趣的项目。

（二）多样的运动方式

运动形式可以多样化，如散步、快步走、跑步、跳健美操、跳舞、打太极拳、游泳等，总之量力而行。

1. 健步走有益身心健康

健步走能够使全身的骨骼、肌肉、韧带、关节等运动组织、器官都活动起来，增强肌肉力量、强健腿足筋骨，并使关节更加灵活。

有许多研究证实，有规律的健步走，可增进人体许多部位的健康。适度的健步走可以促使大脑分泌内啡肽。这是一种被称为"快乐激素"的物质，同时使大脑的脑电波频率处于对身体最有利的 α 波，这样可使身体的各种节律处于和谐状态。而且，健步走可以降低血压，减轻体重；帮助胃肠蠕动，促进消化；增加肺活量，增强膈肌的强度，缓和慢性肺气肿和支气管炎的症状。不但如此，坚持健步走还能加强背肌，以巩固脊柱，防止骨质疏松，预防老化性关节炎。

一般人每天的行走量约为 4000 步，但这还不够。《中国居民膳食指南（2016）》提出，"建议成年人每天进行累计相当于步行 6000 步以上的身体运动"。因此，我们要达到 6000 步，才能对健康有促进作用。在此基础上，可以根据个人情况，适当增加健步走的运动量。

2.经常慢跑可改善视觉记忆力

慢跑是大家经常做的运动之一。慢跑可以增加肺活量，加快新陈代谢，使心脏更加强健，调节身心状态，舒缓工作压力，减肥修身，等等。

有研究表明，慢跑还有助于改善视觉记忆力。研究人员把 30 个人编为一组，要求他们每周慢跑 2 次，每次 30 分钟，然后测试他们的大脑功能改善情况。结果发现，尽管被调查者对数字的记忆能力大致没有变化，但他们回忆画面和完成视觉工作（比如与地图有关的工作）的能力显著提高。英国拉夫伯勒大学运动科学教授克莱德·威廉斯认为，这项研究结果证实，在锻炼之后，人们感觉自己更加精力充沛，大脑思维更加敏捷，对周边环境的观察力也有所增强。

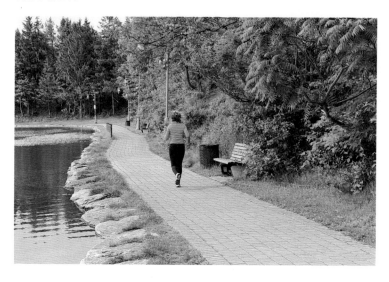

☕ **温馨小贴士**

刚刚开始练习慢跑者，给自己定的运动量不宜太大，初期锻炼时可根据自己的情况改变距离和速度，一般是由短至长，由慢至快。

3.多踢足球降血压

足球运动是世界上最受欢迎的体育运动项目之一，踢足球可以有效预防心血管病、提高消化系统的功能、降低糖尿病发生的风险、增强心脏功能等。

有研究发现，中年男性踢足球是强身健体、控制高血压和防止中风的最好方式。这项研究的负责人彼得·克鲁斯特鲁普教授表示，"高血压患者加强锻炼有益降低血压"。这项研究表明，经过6个月每天两小时的足球训练，参试者平均血压降低了13/8mmHg，3/4的参试者血压达到正常水平。这项研究的数据充分证明，中年男性踢足球可降低血压，增强体质，燃烧体内脂肪。

4.瑜伽三式，疏通全身经络

练习瑜伽可以帮助我们缓解身心的紧张和疲惫，深入刺激全身的经络，疏通气血循环，增强机体免疫能力。常练习以下3个瑜伽体式，可以帮助疏通全身经络：

第一式：双手手指交叉相握，掌心向上，踮起脚尖，全身尽力往上拉伸，腹式呼吸 10 次，即吸气时肚子外鼓，呼气时收腹，这样腹肌也能很好地参与运动。

第二式：双手手指交叉相握，掌心向上，深深吸一口气，然后一边呼气，手臂一边尽力往左伸展，直到气呼尽，再慢慢吸气，同时手臂回到正位，算一次；再一边呼气，手臂一边尽力往右伸展。重复上述动作。

第三式：双手向前平举，掌心相对，深吸一口气，左手弯曲向颈，然后一边呼气一边把右臂尽力往右伸展，眼睛看向右手尖方向，直到气呼尽，再慢慢吸气；右臂弯曲向颈，左臂打开，然后一边呼气一边把左臂尽力往左伸展，眼睛看向左手尖。重复上述动作。

5. 一招抬腿功，能降"百种病"

（1）抬腿的主要作用

①促进身体排毒

高抬腿时，腿部血液会快速流回肝、肾等内脏，从而增强基础代谢，促进血液全身循环，有益于身体排毒，促进激素的分泌。

②增强心肺功能

高抬腿能减少肺部负担，从而减轻胸闷，提高肺部呼吸能力。当腿抬高，可使气沉丹田，减轻心理压力，使血压平稳。

③降血脂、稳血糖

高抬腿时血液循环系统加快，可将身体内毒素排出，促进脂肪代谢，降低血脂。

④护肠胃、防便秘

在高抬腿时，会增加肠道蠕动，从而促进消化，减轻便秘，增强膀胱的调节机能。

⑤护脊椎

在高抬腿时，脊柱保持平直，全身肌肉富有弹性，气血顺畅。

（2）抬腿功的方法

①平躺床上，床不可太软，双手重叠轻放在丹田穴，双腿并拢；

②将腿抬起向天，然后大腿保持不动，小腿下垂，与大腿成 90 度，脚板顶住墙；

③保持这个动作 15 分钟。

🍵 温馨小贴士

在做高抬腿前后，可喝 300 毫升的温开水，心平气和，保持轻松，自然呼吸，不可憋气，靠腰力及丹田气力来支撑身体下半部分。

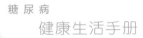

三、保持好心情

好心情是糖尿病患者的健康良药。良好的健康状况和愉悦的心情是人最好的资本，俗话说得好，"仁者寿、智者寿"，每个人都要适当放慢生活节奏，学会正向思考，帮助自己的心理和身体减压。

（一）情绪影响健康

关于情绪对健康的影响，有这样一个故事：

从前有一个国王，因为失去了相伴 20 年的爱妻，终日悲伤流泪。他的身体日渐虚弱，时常受到病痛折磨。有一天，他昭告天下，谁可以帮他找到快乐，他就让谁升官发财。此后，每天来皇宫的人络绎不绝，但是国王既没感到快乐，也不见身体好转，反而日渐消瘦。

有一天夜里，他梦见过世的妻子来到床前，对他说："无论如何你都要坚强，不管事情是好是坏，没有一件东西可以永恒不变。亲爱的，现实些吧！我已经不在你的身边，但是，我们的女儿、儿子仍然在你身边，你要珍惜每一天。当你痛苦的时候，就告诉自己：'珍惜当下，这一切都会过去的！'当你得意的时候，你要知道：'珍惜当下，这一切都会过去的！'你一定学会克制自己的情绪，保持头脑的冷静。亲爱的！珍惜当下，这一切都会过去的！"

不久，邻国国王将女儿许配给了他做妻子。新婚的妻子对国王说："亲爱的，珍惜当下！"从此，国王快乐起来了，恢复健康的他始终用亡妻那句话作为自己人生的座右铭。

由这则故事我们可以看出，情绪的控制非常重要，直接影响着人的健康。

（二）好心态是健康生活中的重要元素

心态是生活中很重要的精神元素，我们的生活需要宽容、理解和支持，我们也应该学会换位思考。心态决定命运，同样决定我们的健康。

什么样的心态是好心态呢？

1.将体谅和理解装在心中，将气恼抛诸脑后。

2.放下心理压力，不钻牛角尖。

3.懂得宽容和理解才能幸福欢乐。

4.心胸宽广，大事化小，小事化无。

5.顺其自然。遇事泰然处之，得意之时要淡然，失意之时要坦然。

6.学会感恩，才有幸福人生。

对现代人来说，恼是想出来的，气是比出来的，躁是急出来的，病是吃出来的。我们应该给自己的身体减减压，培养一下有益的兴趣和爱好，积极锻炼身体，喝茶、看书、听音乐、和他人聊天，这些方式都可以帮助我们减

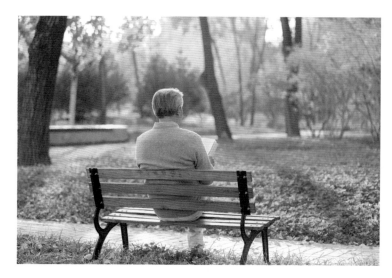

轻心理压力。

　　我们要学会适当地放慢生活的节奏，学会享受生活的美好。我们也需要理解和宽容他人，对他人有同理心是具有健康心灵和理性头脑的表现。

　　糖尿病患者要让心灵绽放出绚丽的光彩，这才是治愈身体疾病的强有力的武器。生命对任何人都十分宝贵，糖尿病患者一定要活出属于自己的幸福。请相信，这一切并不难。拥有健康心灵的人怎么可能向病魔屈服呢！

（三）向老寿星学习长寿秘方

　　我国现在有很多百岁以上的长寿老人。寿星们的饮食习惯、养生方法等不尽相同，但是，通过对百岁寿星的长寿经验进行梳理后，发现他们都有一个共同的特点。你知道这一特点是什么吗?

四川省成都市老龄委曾对全市 720 名百岁老人进行走访调研，美国研究人员也曾对 700 名本国的百岁老人进行了为期 3 年的跟踪研究。巧的是，两项研究都发现，寿星们有一个共性，就是非常乐观。他们天生性格开朗，很少发愁和烦恼，很少发脾气，一直保持心平气和的态度。

据中国老年学会的调查，在百岁老人的长寿原因中，遗传基因占 15%，社会因素占 10%，医疗条件改善占 8%，气候条件占 7%，其余 60% 则取决于老人自己。其中排在第一位的秘诀就是心态好。

"没心没肺"，在许多人看来不是个太好的词。但被认为是"没心没肺"的人，大都能吃能睡，心直口快，凡事不往心里去，在别人眼里他们线条比较粗，但他们反倒比一般人更加长寿。

山东省第四届寿星榜单中，鄄城县的张存合老人以 115 岁的高龄名列第二名。他的女儿说父亲有个好心态，总是宽容待人，从来不抱怨。张存合老人一生乐观向上，虽然已是百岁高龄，但头脑灵活、思维清晰，脸上几乎看不到老年斑，就像 70 多岁的老人一样。

101 岁的陈同寿也说自己从不生气，没什么看不开的。他喜欢读书，说自己什么书都读，经常让晚辈推荐书单给他。在陈同寿看来，乐观的老人连睡觉都是香甜的，

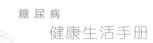

因为他们想得少，不会失眠。他说："我每天睡前洗个澡，看书把身心放松一下，然后心无旁骛地进入梦乡。"

小心眼、爱生气都是不好的心理状态，所以，做人要大方、潇洒，心胸宽广一点，凡事都要想开一些。只有做到知足常乐，生活张弛有度，减少大的情绪波动，才可能进入"寿星"的行列。

（四）享受生活，过好生活

享受生活不只是物质上的享受，更重要的是对健康和更好的心态的追求。健康是人生的最大财富，平平安安是人生最大的福气。生活，活的是心态。如果一个人做不到保持好心态，做不到情绪自控，就可能会生病，并病上加病。

愉快的心情为健康的体魄提供助力。在现实生活中，我们要学会享受阳光，享受空气；享受亲情，享受友情。长时间沮丧、忧愁、烦恼会感觉身心痛苦，造成某些疾病，甚至对生命造成威胁。

保持身心健康的妙方就是过好每一天，时刻保持好的心态。只要对幸福的生活充满憧憬，就没有痛苦可以阻挡对美好生活的追求。人们常常说到命运，然而命运并非不可改变，只要抱着良好的心态，不怨天尤人，时刻留意身边一点一滴的美好，永远怀着一颗赤子之心，珍惜、感恩生活，生活就会变得美好。

其实，人的很多疾病都与心态有着很大的关系，只要我们有一个乐观的人生态度，活到老，学到老，多看书，多思考，多运动，多微笑，多与人交流，就会拥有一个健康、年轻的大脑。

同时，我们还要适当增加体育锻炼，如爬山、游泳和慢跑等；增加我们的兴趣和爱好，如下棋、数独、弹琴、唱歌、读诗吟文等。这些都能够提升我们的素养，愉悦我们的心情，有益于我们的健康，提高我们对生活的热爱和信心。

我们应该养成健康有规律的生活习惯，保持愉快的心情，提高生活的质量，心情和情绪都处在良好的状态，身体自然就健康了。

第 三 章

积极治疗有方法

我们平时要注意勤测血糖，早发现，早诊断，早治疗。如果确诊了糖尿病，要遵从医嘱，定时服用口服降糖药物或注射胰岛素等，采用科学的方法将血糖控制在一定范围内。

一、勤测血糖勤检查

（一）定期体检

"讳疾忌医"是很多人会犯的错误，但是很多疾病在早期是没有任何具体症状的，如果不能提早发现，很可能会酿成"大祸"。定期体检可以让人在早期排查出身体的隐患，从而早做治疗，否则将悔之晚矣。

（二）勤测血糖，以便尽早发现无症状性糖尿病

测定血糖是中老年人常规的体检项目，最好自己掌握血糖仪的使用方法，定期测量血糖，以尽早发现无症状性糖尿病。如果出现皮肤异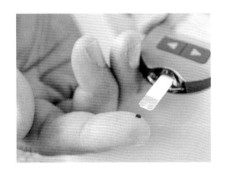常瘙痒、视力不佳、尿频、白内障、听力不全等症状，要及时去医院检查，以便尽早诊断、治疗。

（三）早发现并防止并发症

糖尿病患者大多因为并发症而危及生命。因此，糖尿病慢性并发症患者要警惕足部溃疡、坏疽、糖尿病肾病、视网膜血管受损导致视力下降甚至失明、心血管疾病等，并要做到早发现、早预防。如果在早期就筛查出并发症，应该尽早干预，力争经过有效治疗和护理，使病情得到控制。

二、口服降糖药和注射胰岛素

控制饮食和适当运动是糖尿病的基础治疗方法。如果对生活方式进行干预后，血糖还是控制不好，就需要进行药物

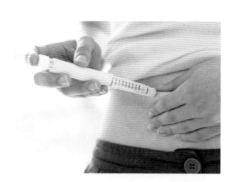

干预了。糖尿病的药物治疗包括口服降糖药和注射胰岛素两种。

口服降糖药能够促进胰腺分泌胰岛素，改善人体对胰岛素的敏感性，使异常升高的血糖值恢复正常。2 型糖尿病的病因往往是胰岛分泌功能低下或者胰岛素敏感性差，使用口服降糖药能够帮助病人实现降糖的目标。需要注意的是，一定要遵从医嘱，定时定量用药，在服药过程中如果发现异常，要及时寻求专业医生的帮助。

用于注射的胰岛素是人工合成的，它和人体分泌的胰岛素相差无几。注射胰岛素可以补充糖尿病患者体内胰岛素的不足，达到降低血糖的目的。1 型糖尿病患者的胰腺分泌胰岛素绝对不足，是适合胰岛素注射治疗的人群。对于 2 型糖尿病患者，如果口服降糖药后血糖控制仍然没有明显改观，就需要注射胰岛素了。

三、新型降糖处方

血糖控制不佳的原因有很多，其中高频次的给药方式极大地降低了患者用药的依从性，是造成控制血糖效果差的关键因素之一。目前糖尿病还不能被彻底治愈，终身服药已成为患者最大的身心负担。除了一天多次或者一天一次的口服药物治疗，大部分病程 5 年以上的患者，都会被建议结合胰岛素注射治疗。

一天至少一针，需在特定的时间点（通常在餐前）注射的胰岛素，常常让病人备感负担，患者的依从性很差。笔者有一位朋友今年 67 岁，查出 2 型糖尿病已经有 10 年了，过往主要是靠口服药物加针剂相互配合进行治疗，但由于工作忙，经常会忘记服药；外出时，由于注射针剂携带不便，往往忘记注射。这给他的健康带来很大危害，同时也给家里人造成了很大的心理负担。

2018 年 1 月 4 日，中国首个胰高血糖素样肽-1（GLP-1）受体激动剂周制剂百达扬（注射用艾塞那肽微球）正式获得了国家食品药品监督管理总局批准，并于 5 月 25 日在全国正式上市。这为改善 2 型糖尿病患者的血糖控制提供了新的治疗选择。5 月 29 日，在中山大学附属第三医院内分泌科，翁建平教授开出了中国第一张处方。

艾塞那肽微球这款长效周制剂适用于改善 2 型糖尿病患者的血糖水平，适用于单用二甲双胍、磺脲类以及二甲双胍合用磺脲类血糖仍控制不佳的患者。该药物通过微球技术使胰高血糖素样肽-1（GLP-1）受体激动剂艾塞那肽在体内缓慢释放，持续提供稳态血药浓度，发挥长效的降

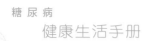
糖作用，一周一次皮下注射即可，每次 2mg。患者可在一天的任何时间给药，无论进餐与否，可在有效治疗的同时给患者带来极大的便利。

至此，那位朋友终于可以摆脱每日用药的"紧箍咒"，不管工作有多忙碌，他都不会漏掉用药了。

翁建平教授指出，对于中国的 2 型糖尿病患者，使用一周一次的艾塞那肽微球治疗 26 周后可有效改善患者血糖值，糖化血红蛋白降低 1.43％，空腹血糖降低 2.25mmol/L，同时降低体重 1.63kg；此外，与每日注射的短效 GLP-1RA 相比，艾塞那肽微球治疗组胃肠道不良反应更少，低血糖风险相当，安全性更好。

四、中医诊疗

（一）中药

中医认为，糖尿病是一种消渴病，它最主要的表现是阴虚燥热。有些中药对糖尿病患者是有很大帮助的，可以改善病人的消渴症状，也可以改善病人的阴虚症状。下面介绍几味可用于治疗糖尿病的中药：

1.黄芪

黄芪具有增加胰岛素敏感性和降低血糖的作用。黄芪可以通过增加糖原合成酶活性、胰岛素受体底物活性、蛋白激酶 B 和蛋白激酶 C 活性，从而发挥增加胰岛素敏感性、降血糖的作用。

2. 枸杞子

枸杞子能够补肾养肝，主要用来治疗肝肾阴虚、消渴等。研究发现，在实验动物糖尿病模型中，枸杞子提取物能促进血糖持久下降，对糖尿性血脂升高、视力不佳有一定的改善作用。

3. 生地黄

生地黄有滋阴清热的作用，也可以预防和抑制肾上腺素分泌过多所致的血糖上升，且对改善糖尿性的高血脂、高血压具有一定的作用。

4. 知母

研究发现，知母水提取物能降低实验动物的血糖，且对药物引起的血糖升高作用更明显。

5. 赤芍

赤芍是清热、凉血、散瘀的佳品，现代药理学证明它具有改善胰岛素抵抗，降低血糖、血脂等多方面的作用。

6. 玉米须

玉米须当中含有多种对人体有益的化学成分，如皂苷、黄酮、生物碱、有机酸、挥发油等。其中皂苷是降低糖尿病患者血糖的主要成分。另外，玉米须中还含有铬，

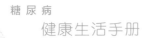

铬是糖耐量因子的组成部分，可以加强胰岛功能。糖尿病患者平时可以用玉米须煮水、煲汤。

7. 葛根

葛根可发表解肌、升阳透疹、解热生津，具有显著的降血糖作用。

糖尿病患者可服用的中药还有很多。具体选用哪些中药应由中医医师进行望、闻、问、切，根据具体情况进行具体的配制。需要注意的是，患者一定要到正规的中医医院就诊，不宜自行服用中药，以免造成不良后果。

（二）中医传统按摩

适当的按摩可以增加胰岛素的分泌，加速糖的利用，减少糖的吸收，并调整内分泌系统，使糖尿病的代谢趋于正常及改善微循环，从而预防并发症的发生。因此，按摩可以用于糖尿病及其并发症的辅助治疗。

病人可以经常按摩头顶的百会穴：可以用大拇指点按，也可以用大拇指旋转按 1—3 分钟，达到活血益气，治头目眩晕的目的。按摩两乳之间的膻中穴：用大拇指按摩 3 分钟，能健脾利湿。按摩肚脐下 3 寸（4 指横放即为 3 寸）处的关元穴：用大拇指按摩 3 分钟，能暖中和胃。按摩手心的劳宫穴：可经常揉搓拍打，也可用大拇指扣住按压 3 分钟，有强壮心脏的作用。按摩脚心的涌泉穴：可经常揉搓拍打，也可用大拇指扣住按压 3 分钟，能散热生气。由于糖尿病患者易口干舌燥，以上方法可以祛除五心燥热。

（三）针灸

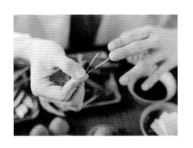

糖尿病是由于胰岛功能衰退，或者胰岛素利用障碍引发的非常复杂的代谢性疾病。针灸虽然不可以治愈糖尿病，但可以起到辅助治疗的作用。针灸对于糖尿病引发的代谢异常和神经损伤，具有很好的调节作用。如针灸对腹胀、腹泻、糖尿病肾病、四肢麻木等能起到一定的缓解作用。针灸还能帮助患者抑制食欲，减轻体重，从而使血糖、血脂得到明显改善。需要注意的是，糖尿病患者血糖较高，即使是小小的针灸针眼，也不易愈合，不注意处理针眼或控制饮食，有可能引起伤口或针眼感染。所以建议糖尿病患者一定要到正规的医院去就诊治疗，同时注意良好的卫生条件，严格消毒，在控制好血糖的基础上，避免继发感染。

艾灸疗法属于针灸的一种，是温通经络、调和气血、扶正祛邪的医疗保健方法。神阙穴、气海穴、关元穴、中脘穴这几个穴位位于腹部，是我们日常保健常选的穴位。下面简单介绍一下这几个穴位的艾灸诊疗方法：

1. 神阙穴

神阙穴位于肚脐正中，是一个非常重要的穴位。灸神阙穴的方法有很多，下面介绍一下艾炷灸。

有治疗疾病需求的患者可按照医嘱灸治。如可以每天艾灸一次神阙穴，10 天一个疗程，之后休息 3—5 天，然后做下一次艾灸。一般来说，做肚脐的温和灸每次 20—30 分钟，灸至局部皮肤红晕发热为度。如果只是单纯地保健，坚持每个月灸一次就可以了。

【方法】

（1）艾炷灸只能做隔物灸，最常做的就是隔盐灸。首先把盐放在肚脐里，然后把艾炷点燃并放在盐上面进行艾灸。要注意的是盐铺面要大一点，艾炷不能做得太大。还要注意一点，因为盐遇热会熔化，所以要注意更换新盐。

（2）肚脐的艾炷灸和加热的盐是很烫的，如果不小心会容易烫伤。如果害怕被烫伤，可以在盐上放一片姜片，然后在姜片上放艾炷，这样就很安全了。

【作用】

艾灸神阙穴有温肾壮阳、健脾和胃、回阳固脱的功效，可以辅助治疗中风虚脱、四肢厥冷、风痫、形惫体乏、绕脐腹痛、水肿鼓胀、脱肛、泻痢、五淋、妇女不孕等疾病。

2. 气海穴和关元穴

关元穴位于脐下 3 寸的地方，取穴时我们可以用横指同身寸取穴法。记住一定用本人的手，首先把食指、中指、无名指和小指并拢，以中指横纹为标准，这四指的宽度为 3 寸。关元穴和肚脐连线的中点就是气海穴了，气海穴的位置就在脐下 1.5 寸。

气海穴是我们全身的气聚集的地方，所以气海穴也是个有利于补气的穴位。气虚的人可以多灸这个穴位，这个穴位不但可以补气，还有行气、调气的作用。灸气海穴还可以治疗气逆，也就是我们平时说的气乱，比如有些人老打嗝，这在中医被称作呃逆，一些更年期的妇女容易出现气机逆乱，主要表现有烦躁、易怒，其实这也是属于气机不畅，也可以灸气海穴进行治疗。

气海穴、关元穴的作用和神阙穴有点像，都是温中补阳的穴位。但神阙穴治疗胃肠疾患的作用更强，而气海穴、关元穴补肾阳的作用更强。肾阳虚的人最常见的症状是腰腿痛，或者腰酸、没劲；男性肾阳不足，会影响性功能。年轻女性中很多人都有月经不调的毛病，或月经不来，或月经延期，这些都可以通过灸关元穴来调理。

气海和关元这两个穴位是人体保健非常重要的穴位，我们常灸这两个穴可以培肾固本、调气回阳，强身健体，延年益寿。

【方法】

可用艾条、灸盒来灸，初次艾灸者时间在 15—20 分钟，之后循序渐进延长单次艾灸时间，可至 30—50 分钟，但不建议超过 1 小时。

【作用】

温补元阳、复苏固脱、健运脾胃、理气和肠。

3. 中脘穴

中脘穴位于上腹部脐上 4 寸的位置。找此穴的方法是先找到胸骨下端，然后找胸骨下端和肚脐连线的中点，即为此穴。中医认为脾胃是"后天之本"，所以脾胃对于人的身体很重要，而艾灸中脘穴就是一个比较好的健脾胃的方法。

【方法】

可用艾条、灸盒来灸，初次艾灸者时间在 15—20 分钟，之后循序渐进延长单次艾灸时间，可至 30—50 分钟，但不建议超过 1 小时。

【作用】

灸中脘穴可以保养脾胃，培补后天，增进食欲，还可以通腹降气。

艾灸时要注意不要烫伤皮肤。做艾条灸时，隔一段时间就要抖落燃烧端的灰烬；做艾炷灸时，要及时更换艾炷。还要注意的一点，就是一定要护住刚灸完的地方。因为刚灸完的地方一定很热，有的人不注意，穿得很少就可能着凉。艾灸温通的效果很好，艾灸以后皮肤的毛孔是打开的，如果不注意保暖的话，寒气就很容易进入体内，这样反而达不到治疗的目的。

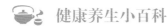 **健康养生小百科**

预防血栓的方法

血栓通俗地说就是"血块"，它像塞子一样堵塞了身体各部位的血管，导致相关脏器没有血液供应，造成坏死。血栓可以发生在血管的任何地方，血栓在脑部血管产生就导致脑梗死；在冠状动脉产生就形成心肌梗死；堵塞到肺部就是肺栓塞。此外，还有下肢动脉血栓、下肢深静脉血栓等。据统计，因血栓性疾病导致的死亡已占全球总死亡人数的51%，远超过肿瘤、传染性疾病、呼吸系统疾病等造成的死亡人数。

糖尿病患者的血液易呈高黏、高滞、高凝的倾向，血液出现不同程度的凝固现象，易在微血管中发生血栓及栓塞。要想血管好，只有天天清血管，延缓脂质沉积的速度，让已经沉积的脂质慢慢溶解。血管的日常护理方法有很多，下面介绍几种饮食加运动的护理方法：

1. 多摄入利于疏通血管的食物

山楂、燕麦、黑木耳、金橘、茄子、红薯、大蒜、洋葱是疏通血管的理想食材，还可以使血管壁保持弹性。醋也能软化血管，降低血脂。

2. 多吃鱼肉

鱼肉富含硫氨酸、赖氨酸、脯氨酸及牛黄氨酸，有改善血管弹性、保护血管内皮细胞、减少脂质沉积及改善纤溶的功能。

3. 多摄入富含精氨酸的食物

富含精氨酸的食物有海参、泥鳅、鳝鱼、芝麻、山药、银杏、豆腐皮、葵花子等，能促进损伤的血管内皮细胞修复，软化粥样硬化斑块。

4. 多摄入天然抗凝与降脂食物

大蒜、洋葱、青葱、茼蒿、香菇、龙须菜、草莓、菠萝等有一定的抗凝作用。番茄、葡萄、橘子中含有少量类似阿司匹林的水杨酸抗凝物质。螺旋藻、香芹、胡萝卜、山楂、紫菜、海带、核桃及橄榄油、芝麻油等具有降脂作用。

5. 饭前运动，有助于血管年轻化

研究显示，每天运动半小时，如走路、骑自行车、慢跑、游泳等，都能起到减脂的作用，使血管"年轻化"，延缓衰老。如果饭前适度运动，保护血管的效果会更好。

第 四 章

糖尿病患者合理的膳食

食饮有节，起居有常。美味易致疾患，节饮食而后得健康。"药补不如食补"，科学的饮食是糖尿病治疗的基础，科学地调配饮食结构可以使病情得到明显改善。

一、日常饮食控制

对一些糖耐量异常或血糖偏高的人而言，日常饮食控制得当，血糖值可明显降低，有的甚至可以恢复到正常值。即便是一些患病多年的糖尿病患者，控制饮食后也可以减轻症状，提高降糖药物的疗效，从而减少药物的用量。

糖尿病患者应该严格控制日常生活中的食用糖、含糖较高的水果、各类蛋糕等食物，大米、馒头等含淀粉量高的食物也应当严格控制。医生主张糖尿病患者多吃玉米、高粱等粗粮以及蔬菜等含膳食纤维多、含糖量较低的食物。在生活中，我们也能感受到多吃粗粮和蔬菜的好处。由于糖尿病患者的代谢紊乱，蛋白质分解相对快，因此可以适量补充一些奶制品、豆制品、蛋类、瘦肉等富含蛋白质的食品。尽管如此，仍然要合理控制饮食。

体格偏瘦的糖尿病患者由于限制糖量后，热量摄入不足，可适当增加脂肪、蛋白质的摄入量，鱼、虾、牛肉、驴肉、鸭肉、鸡肉、兔肉、瘦猪肉、羊肉等都是很好的选择。身体较肥胖的糖尿病患者脂肪摄入量每日不宜超过 40 克。为了预防动脉粥样硬化，最好食用橄榄油、山茶籽油、花生油、玉米油等优质植物油，同时少吃动物内脏。

糖尿病患者还要注意饮食规律，合理安排每天进餐的时间。早餐时间建议安排在上午 6：30—8：30，午餐安排在 11：00—12：00，晚餐不要超过 20：00，用餐时间以 15—20 分钟为宜。

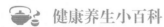 健康养生小百科

1. 营养早餐——面包

面包含有蛋白质、脂肪、碳水化合物、少量维

生素及钙、钾、镁、锌等矿物质，口味多样，易于消化、吸收，食用方便，在日常生活中颇受人们喜爱。现在比较受糖尿病患者欢迎的主要是谷物面包和全麦面包。

谷物面包采用谷物、果仁作为原料，含有丰富的膳食纤维、不饱和脂肪酸和矿物质，可以促进新陈代谢，有益身体健康。同样是面包，吃全麦面包比吃白面包更有助于减肥。

2.早餐喝什么较养生

（1）豆浆：豆浆是一种低糖高营养的食品，糖尿病患者可以每天适量饮用。怕长胖、贫血的人也可以多喝豆浆。

（2）纯牛奶：牛奶是特别适合糖尿病患者的饮品，饮用后也不必担心血糖升高过快。一般人都适合饮用牛奶，但需要配主食，配坚果也是不错的选择。

（3）粥类：适合需要养胃的人，小米粥和山药粥都很温补。

（4）果蔬汁：适合对清肠排毒有需求的人。糖尿病患者不适宜大量饮用果蔬汁，特别是含糖量高的石榴汁、葡萄汁等，可以适量饮用草莓汁、柠檬汁、柚子汁及蔬菜汁等。

（一）日常饮食推荐

1.蔬菜类

（1）秋葵

秋葵是一种绿色菜品，可以生吃，也可以炒制后吃，能降"三高"，提高身体免疫力，还能够延缓衰老。秋葵

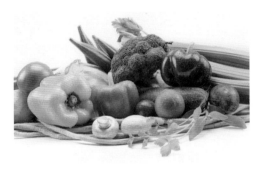

虽好，但在食用时也有一些禁忌。秋葵是一种偏寒凉的蔬菜，平时体内寒气过重以及凉性体质的人群，是不适合吃秋葵的，不然会增加体内的寒气，引发

多种疾病。此外，秋葵对脾胃有明显的刺激作用，人们食用以后会让肠胃的消化能力下降，平时脾胃虚寒和消化功能较弱的人群也是不适合吃秋葵的，不然会让症状加重。秋葵有大量的黏液蛋白和绒毛，这些都是天然的过敏原，食用后可能会引发过敏。过敏体质的人群不宜食用，不然可能会引发多种过敏症状。

（2）黄瓜

黄瓜含有丰富的钾盐和一定数量的胡萝卜素、维生素C、维生素 B1、维生素 B2、糖类、蛋白质以及磷、铁等营养成分，对肝脏有很好的保护作用。黄瓜味甘、性凉，

能清血除热，解毒消炎。新鲜黄瓜中含有一种酶，能有效促进机体的新陈代谢，扩张皮肤的毛细血管，促进血液循环，增强皮肤的氧化还原作用，有助于排出体内毒素，减少皱纹。

（3）空心菜

空心菜属于低升糖指数的蔬菜。空心菜属于碱性食物，含有烟酸、维生素 C、纤维素、胡萝卜素及钾、钙、硒等多种矿物质。除食用外，其茎叶也可药用。空心菜中还有一种类似胰岛素的生物活性成分，所以对于控制血糖也是有一定帮助的。

（4）菠菜

菠菜中富含胡萝卜素、维生素 C、维生素 E、钙、磷及一定量的铁等营养成分。菠菜叶中含有铬和一种类胰岛素样物质，其作用与胰岛素非常相似，能使血糖保持稳定；而且，菠菜中的膳食纤维有降低胆固醇、促进消化和通便作用。高纤维的菠菜有助于增加饱腹感，对控制血糖、血脂有一定作用，糖尿病患者可适当多吃。

（5）芹菜

芹菜是高纤维食物，它经肠内消化作用会产生一种木质素或肠内酯的物质，这类物质是一种抗氧化剂，高浓度时可抑制肠内细菌产生的致癌物质。它还可以加快大便在肠内的运转速度，减少致癌物与结肠黏膜的接触时间，可

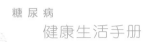

预防结肠癌。芹菜含铁量较高，能补充妇女经血的损失，食之能避免皮肤苍白、干燥、面色无华，而且可使目光有神，头发黑亮。从芹菜籽中分离出的一种碱性成分，对动物有镇静作用，对人能起到安定作用，有利于安定情绪。

(6) 山药

山药含有黏蛋白、淀粉酶、皂苷、游离氨基酸、多酚氧化酶、胆碱、淀粉、糖类、蛋白质、维生素 C 以及多种微量元素等营养成分。山药的黏液中营养物质最为丰富，主要包括甘露聚糖和黏蛋白。

甘露聚糖是一种能溶解于水的半纤维素，吸水后能膨胀 80—100 倍，容易使人产生饱腹感，因此不少女性会把含有它的食物看作一流的"减肥食品"。它还具有改善糖代谢、提高胰岛素敏感性的功效，因此对糖尿病也有辅助疗效。黏蛋白可以降低血液胆固醇，预防心血管系统的脂质沉积，有利于预防动脉粥样硬化。皂苷能够降低胆固醇和甘油三酯，对高血压和高血脂等病症有改善作用。

(7) 芋头

芋头富含蛋白质、钙、磷、铁、钾、镁、钠、胡萝卜素、烟酸、维生素 C、B 族维生素等多种成分，所含的矿物质中，氟的含量较高，具有洁齿防龋、保护牙齿的作用。芋头含有一种黏液蛋白，被人体吸收后能产生免疫球蛋白，可提高机体的抵抗力，能增强人体的免疫功能。因而芋头可作为防治癌症的常用药膳主食。

（8）荸荠

荸荠中的磷含量是所有茎类蔬菜中最高的，磷元素可以促进人体发育，同时可以促进人体内的糖、脂肪、蛋白质三大物质的代谢，调节酸碱平衡。荸荠不仅可以促进人体代谢，科学家在对荸荠的研究中还发现了一种抑菌成分。这种抑菌成分对金黄色葡萄球菌、大肠埃希菌及铜绿假单胞菌均有一定的抑制作用。荸荠性寒，具有清热解毒、凉血生津、利尿通便、化湿祛痰、消食除胀的功效，利于黄疸、痢疾、小儿麻痹、便秘等疾病的治疗。荸荠的抑菌成分对降低血压也有一定效果，还对癌症有防治作用。

（9）冬瓜

冬瓜包括果肉、瓤和籽，含有丰富的蛋白质、碳水化合物、维生素以及矿质元素等营养成分。因为含钾量显著高于含钠量，所以冬瓜属于典型的高钾低钠型蔬菜，对需进食低钠盐食物的肾脏病、高血压、水肿病患者大有益处。

（10）青蒜

青蒜中含有蛋白质、胡萝卜素、硫胺素、核黄素等营养成分。它的辣味主要来自其含有的辣素，这种辣素具有醒脾气、消积食的作用。青蒜还有良好的杀菌、抑菌作用，能有效预防流感、肠炎等因环境污染引起的疾病。青蒜对于心脑血管有一定的保护作用，可预防血栓的形成，同时还能保护肝脏，诱导肝细胞脱毒酶的活性，阻断亚硝胺致癌物质的合成，对预防癌症有一定的作用。

（11）苦瓜

苦瓜性寒，含有多种对控糖有益的营养物质，尤其富含维生素 C。苦瓜中所含的苦瓜皂苷，有非常明显的降脂、降压、降血糖作用，被人们称为植物"胰岛素"，可以促进胰岛素的释放。有研究人员进行实验，结果表明，口服苦瓜皂苷制剂治疗 2 型糖尿病，总有效率可达 78.3%。所以，糖尿病患者适量吃些苦瓜对控制血糖十分有益。苦瓜还有防止血管破裂、平稳血压的功效。

（12）茄子

茄子富含花青素、维生素 C、膳食纤维等营养成分，有抗衰老、提高免疫力、润肠通便的作用。此外，茄子还富含维生素 P。维生素 P 能够增强人体毛细血管弹性，防止血管破裂。

（13）土豆

土豆营养丰富，含有丰富的赖氨酸和色氨酸，这是一般蔬菜所不可比的。土豆还是富含钾、锌、铁的食物。它所含的蛋白质和维生素 C，均为苹果的 10 倍，维生素 B_1、维生素 B_2、铁和磷含量也比苹果高得多。从营养角度看，它的营养价值相当于苹果的 3.5 倍。

中医认为土豆"性平味甘，无毒，能健脾和胃，益气调中，缓急止痛，通利大便。对脾虚弱、消化不良、肠胃不和、脘腹作痛、大便不畅的患者效果显著"。现代研究证明，土豆对调解消化不良有特效，是胃肠病和心脏病患者的良药及优质保健品。

土豆含有丰富的抗性淀粉。抗性淀粉能降低胆固醇的含量，促进胆汁分泌与循环，还能减少脂质吸收与脂肪酸合成，有效降低血脂。抗性淀粉还具有防治糖尿病的性能，抗性淀粉有较低的血糖生成指数和胰岛素反应。对于糖尿病患者而言，土豆可以部分替代米饭、馒头等主食，使血糖能够保持平稳。尤其对 2 型糖尿病患者来说，常吃土豆可延缓餐后血糖上升，能有效控制糖尿病病情。另外，土豆中含有丰富的钾元素，可以有效预防高血压。

 健康养生小百科

土豆有忌

1. 土豆＋柿子

土豆进入人体后会产生大量盐酸，这时如果再吃柿子，柿子在胃酸的作用下会产生化学反应，容易造成消化不良，严重时会产生结石。

2. 土豆＋香蕉

土豆是我们餐桌上经常出现的食物，香蕉又是大家常吃的水果，或许很多人都不知道它们一起吃会对人体产生不良作用。如果这两样食物一起食用或食用的时间没有相隔 15 分钟以上，两者所含有的元素会发生化学反应，产生的物质容易导致色素沉积、使人长斑。

3. 土豆＋石榴

吃石榴可以润喉清痰，对呼吸道和喉咙都有特别好的作用，并可以促进消化和肠道营养吸收。但不要将石榴和土豆一起吃，两者一起食用会产生化学反应，容易引起恶心、呕吐等症状。

4. 土豆＋樱桃

食用土豆之后，土豆会在胃里产生很多的盐酸，而樱桃在偏强的酸性状况下会生成不溶于水的沉淀，所以土豆和樱桃最好不要一起吃，这样容易引起胃胀、消化不良等症状。

（14）豇豆

豇豆富含植物蛋白、膳食纤维、多种维生素及人体必需的微量元素等，能够促进肠道的蠕动，改善便秘。豇豆可以补充人体所需的营养成分，提高免疫力。豇豆还含有能促进胰岛素分泌的磷脂，可以参与糖的代谢，具有降低血糖的作用。我们平时可以用豇豆煮水喝。

2. 肉蛋类

（1）鸡肉——改善糖尿病前期症状

鸡肉富含亮氨酸，它是人体必需的一种氨基酸，有研究表明，鸡肉可以改善糖尿病前期症状。

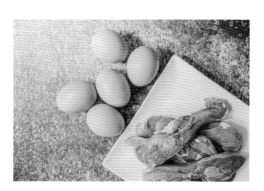

忌：鸡肉性温，为了避免助热，高烧患者及胃热患者禁食；为了避免加重肾脏负担，糖尿病肾病患者禁食。

（2）鸭肉——提高葡萄糖利用率

鸭肉含有硒、维生素 B_{12} 和牛磺酸等营养成分，牛磺酸可以与胰岛素受体结合，提高葡萄糖的利用率，降低血糖浓度。

忌：鸭肉不宜与兔肉、甲鱼、大蒜同食。胃部冷痛、腹泻、腰痛、寒性痛经以及肥胖、动脉粥样硬化、慢性肠炎患者不宜多食鸭肉。

（3）牛肉——提高胰岛素的合成效率

牛肉中的硒和锌含量丰富，锌除了支持蛋白质的合成、增强肌肉力量以外，还可以提高胰岛素合成的效率。

硒也有降糖的效果，所以适量吃些牛肉对血糖控制有一定的好处。

忌：高血脂、湿疹、疮毒、瘙痒、肝肾炎患者慎食。牛肉不宜与橄榄、田螺、鱿鱼、红糖、栗子同时食用，以免影响各自的营养吸收。

（4）驴肉——改善糖尿病并发症

驴肉含有丰富的氨基酸，是一种高蛋白、低脂肪、低胆固醇的食物，很适合糖尿病患者食用。《本草纲目》中就有"牝驴骨煮汁服，治多年消渴，极效"的记载。驴肉对糖尿病合并动脉粥样硬化、冠心病、高血压患者也有良好的保健作用。

忌：脾胃虚寒、慢性肠炎、腹泻者忌食驴肉，以免引起消化不良。

（5）兔肉——低脂降糖补充优质蛋白质

兔肉的蛋白质含量达20％左右，超过猪肉、牛肉、鸡肉、羊肉；脂肪含量仅为3.8％，低于猪肉、羊肉、牛肉；胆固醇含量也低于其他肉类。兔肉可以抑制血小板的聚积，防止血栓，保护血管，预防动脉粥样硬化。

忌：兔肉是寒性食物，消化功能本来不好的人吃兔肉容易引起消化不良，出现腹泻症状。

（6）鸽子肉——高蛋白、低脂肪、易消化

鸽子肉的蛋白质含量高，脂肪含量较低，易于消化。

其所含的钙、铁、铜等元素及维生素 A、B 族维生素、维生素 E 等都比鸡、鱼、牛、羊肉含量高，很适合糖尿病患者食用。

忌：鸽子肉不宜与猪肉、鱼虾、海带、香菇等同时食用，易导致营养流失。

（7）鸡蛋——补充优质蛋白

鸡蛋含有多种人体必需的氨基酸，与人体蛋白质组成相近，是一种理想的天然"补品"，每天吃一个鸡蛋可以为身体提供优质蛋白。

忌：如果是单纯的血糖升高，血压、血脂正常，可以每天食用一个鸡蛋，但不要吃煎鸡蛋；如果出现糖尿病合并高血脂、冠心病或脑血管病、肾脏病，则不宜食用鸡蛋。

3. 五谷杂粮类

（1）赤小豆——延缓餐后血糖上升速度

赤小豆中含有较多的膳食纤维，具有良好的润肠通便、降血压、降血脂、调节血糖、解毒、抗癌的效果。

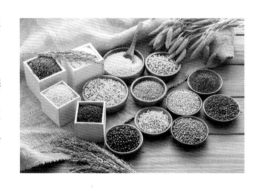

忌：肠胃功能较弱、尿多者不宜多食。

（2）黑豆——提供植物油脂和优质蛋白

黑豆中淀粉含量少，纤维素含量多，优质植物油脂和蛋白质含量丰富，有助于糖尿病患者降低血糖水平。

忌：黑豆不宜生吃，肠胃不好的人会出现胀气现象。

（3）黄豆——降低糖吸收，控制糖尿病

黄豆中不仅含有丰富的植物蛋白，还含有大豆磷脂、大豆膳食纤维等，有助于糖尿病患者改善血脂高、内脏脂肪多等问题。

忌：严重肝病、肾病、痛风、消化性溃疡等患者不宜食用。

（4）绿豆——含有丰富的低聚糖

绿豆中含有丰富的低聚糖，食用后不会对餐后血糖造成太大影响。

忌：糖尿病患者一次食用量不宜过多，且绿豆煮的时间不宜过长。

（5）小米——调节血糖水平

小米营养丰富，含有丰富的蛋白质、维生素及钙、磷、铁、锰、锌等矿物质，有助于控制血糖水平。

忌：身体虚寒、小便清长者少食。

（6）黑米——稳定血糖好助手

黑米中的黄酮类化合物能维持血管正常渗透压，减轻血管脆性，有防止血管破裂和降低血压的效果。

忌：脾胃虚弱者不宜多食。

（7）薏米——降压、利尿，有效控制餐后血糖

薏米的蛋白质含量高于一般的米面，且易消化吸收，

可以减轻肠胃负担，增强体质。

忌：便秘、尿多者及孕早期的妇女忌食。

（8）燕麦——预防糖尿病合并高脂血症

燕麦中特有的 β-葡聚糖具有降低胆固醇、平稳血糖的功效，是唯一适用于高血压、高血脂、高血糖人群的功能性谷物。

忌：肠道敏感人群要慎食燕麦。

（9）荞麦——促进胰岛素分泌

荞麦中含有维生素 P，其具有降低血管通透性，加强微细血管功能，还能促进胰岛素分泌，进而产生抑制血糖升高的功效。

忌：荞麦易造成消化不良，脾胃虚寒、消化功能不佳及经常腹泻者要少食。

4. 菌藻类

（1）黑木耳——平稳血糖水平

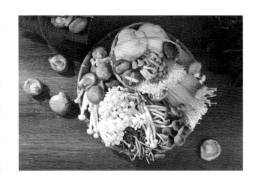

黑木耳中所含的木耳多糖，有助于降低血液黏稠度并具有抗癌的作用。木耳中所含的甘露聚糖、木糖和膳食纤维有助于减少人体血糖波动，调节胰岛素分泌，是糖尿病患者的上佳食物。

忌：不宜与野鸡肉、田螺同食。腹泻患者不宜食用。

（2）银耳——增强抗病能力

银耳中含有较多的银耳多糖，能够延长胰岛素的降糖活性，对糖尿病患者控制血糖有一定好处。银耳还可以增强机体的免疫功能，提高防病抗病能力。

忌：银耳性寒，体质较虚寒、易腹泻者不宜食用太多。

（3）香菇——改善糖尿病视网膜病变

香菇所含的香菇多糖能够通过调节糖代谢、减少肝糖原分解的途径来降低血糖。香菇富含维生素 C 和 B 族维生素，可以改善糖尿病视网膜病变。

忌：脾胃寒湿气滞者慎食香菇。

（4）海带——降低血糖，保护胰岛细胞

海带中含有丰富的岩藻多糖，是极好的食物纤维，可保护胰岛细胞，能够延缓胃排空和食物通过小肠的时间，这样即使在胰岛素分泌量减少的情况下，血糖含量也不会上升得太快，从而达到控制餐后血糖升高的目的。

忌：海带不宜与葡萄、石榴、柿子、山楂等酸性果品共食，且如果食用海带过量，导致碘摄入过多，会引起甲状腺肿大。

（5）紫菜——降低空腹血糖

紫菜富含紫菜多糖、蛋白质、脂肪、胡萝卜素、维生素等，紫菜多糖能显著降低空腹血糖。糖尿病患者可于饭前食用紫菜，以降低血糖。

忌：每次不可食用太多，以免引起腹胀、腹痛。

5. 水产类

（1）牡蛎——减轻胰腺
负担，调节血糖水平

牡蛎含糖原、牛磺酸、
多种人体必需的氨基酸、维
生素 E、铜、锌、钙等营养
成分。牡蛎中所含的 DHA、

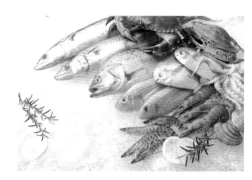

EPA 是智力发育所需的重要元素。牡蛎中的牛磺酸有助于
促进胰岛素分泌，增强肝糖原转化的作用，从而减轻胰腺
负担，起到调节血糖水平的作用。

忌：牡蛎不宜与膳食纤维含量高的蔬菜以及糖类一起
烹调或食用。食用牡蛎时不宜饮啤酒，以免引起痛风。

（2）鲤鱼——调整内分泌代谢

鲤鱼可防治糖尿病引起的动脉粥样硬化、冠心病等并
发症。

忌：患有恶性肿瘤、淋巴结核、系统性红斑狼疮、支
气管哮喘、腮腺炎、血栓闭塞性脉管炎、疮疖疔疮、荨麻
疹、皮肤湿疹等疾病者均忌食鲤鱼。

（3）鳕鱼——提高胰岛素敏感性

鳕鱼的胰腺中含有大量的胰岛素，1000 克胰腺中可提

取约 12000IU 胰岛素，鳕鱼还有较好的降血糖作用。

忌：痛风患者、尿酸偏高者忌食。

（4）黄鳝——可调节身体糖代谢

黄鳝中含降低血糖和调节血糖的"鳝鱼素"，且所含脂肪极少，是糖尿病患者的理想食品。

忌：皮肤瘙痒、支气管炎、淋巴结核、癌症患者不宜食用。

（5）海参——降糖效果显著

海参中的酸性黏多糖能有效降低血糖水平，有助于降低糖尿病发生的风险。

忌：感冒、咳嗽、气喘、大便溏薄者忌食。海参不宜与山楂、柿子、石榴等水果同食。

6. 水果类

（1）草莓——辅助降血糖

草莓中的提取物能有效增强人体的免疫力，保持体内组织、器官尤其是血管健康，降低糖尿病和心脏病的

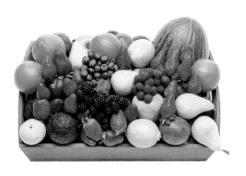

患病风险。草莓的含糖量较低，糖尿病患者可以适量食用。

忌：痰湿内盛者、肠滑便泻者和尿路结石患者不宜多食草莓。

（2）火龙果——预防心血管疾病

火龙果中的花青素含量较高，对预防糖尿病引起的心血管疾病有一定的效果。

忌：糖尿病患者可以吃火龙果，但不宜多食。

（3）橘子——防治糖尿病视网膜病变

橘子含糖量较低，且含有丰富的维生素 C、柠檬酸、果胶、维生素 P 等，对糖尿病视网膜病变有较好的防治作用。

忌：橘子不宜多食，糖尿病患者在食用橘子后要减少主食的摄入量，胃溃疡、泌尿系统结石、风寒咳嗽者也不宜多食。

（4）猕猴桃——调节糖代谢

猕猴桃可以减轻患者的胰腺负担。猕猴桃中含有的某些微量元素还可以提高和改善糖尿病患者体内的胰岛素活性，调节糖代谢进而稳定血糖水平。建议糖尿病患者每天食用一个即可。

忌：猕猴桃不宜与黄瓜、动物肝脏等同时食用。

（5）木瓜——预防糖尿病并发症

木瓜含有 20 多种氨基酸以及丰富的维生素，有助于降低血糖，延缓衰老，改善糖尿病多种并发症。

忌：体质虚寒者，孕妇，小便涩痛、易过敏者不宜食用木瓜。

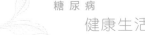

（6）苹果——减轻患者的胰腺负担

苹果富含多种微量元素，能够减轻糖尿病患者的胰腺负担。糖尿病患者可以适量吃苹果，建议每天吃小半个。

忌：苹果不宜与鹅肉、白萝卜、沙丁鱼、紫甘蓝、芦荟、番茄等同时食用。

（7）柠檬——含糖量极低的水果

柠檬含有维生素 C、维生素 B_1、维生素 B_2 等营养成分，适量食用可以补充营养，对预防糖尿病并发高脂血症有帮助。

忌：柠檬富含果酸，所以不宜多食。此外痰多、风寒感冒、胃寒气滞、腹部胀满者不宜食用。

（8）柚子——平衡人体内胰岛素和血糖水平

柚子中的铬含量丰富，铬能够增强胰岛素活性，增加胰岛素受体数量。柚子中含有一种叫作柚苷配基的成分，能平衡人体内胰岛素和血糖的水平。

忌：身体虚寒者不宜多食柚子。

（9）樱桃——预防糖尿病并发症

樱桃富含的花青素是一种抗氧化剂，能改善人体的血管壁弹性，而且能促进人体胰岛素的分泌。此外，樱桃含有丰富的维生素 E，对糖尿病患者防治肾脏并发症有益。糖尿病患者可以适量食用樱桃，建议每天食用八九个。

忌：樱桃不宜多吃，服药时也不宜食用樱桃，以免影响药效。

7. 干果类

（1）杏仁——控制餐后血糖

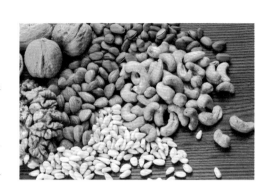

杏仁有利于控制餐后血糖，特别是和淀粉类食物一起吃的时候作用更佳。实验研究发现，用大杏仁来搭配白面包，可以让餐后血糖明显降低。

忌：杏仁的脂肪和热量较高，食用时一定要控制摄入量。

（2）腰果——促进身体对胰岛素的响应

腰果提取物有抗糖尿病的作用，会促进身体对胰岛素的响应。

忌：腰果热量高，一次不要摄取过多。肥胖、患有肠炎、痰多者忌食。

8. 调味品

（1）大蒜——增加血液中胰岛素含量

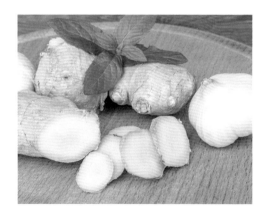

大蒜中的大蒜素、丙基二硫醚和 S-烯丙基-1-半胱氨酸亚砜可以通过阻止肝脏对胰岛素的干扰，进

而增加血液中胰岛素的含量。

忌：大蒜不宜与地黄、蜂蜜、鸡肉同时食用。

（2）生姜——改善脂质代谢紊乱

生姜中有一种叫作姜黄素的活性成分，它能降低血糖，预防糖尿病诱发的视网膜病变。生姜还能改善糖尿病所伴随的脂质代谢紊乱，激活干细胞，缓解糖尿病性脂肪肝。

忌：生姜的吃法很有讲究，一次不可吃太多。生姜中含有少量的有害物质黄樟素，如果肝脏的排毒能力差，会加重肝脏负担。

（3）醋——促进体内糖类排出

醋中的有机酸能够促进糖尿病患者体内糖类的排出，能预防糖尿病并发症。

忌：醋不宜食用过量，不宜与羊肉、牛奶同食。骨折、胃溃疡患者不宜食用。

温馨小贴士

1.西红柿去皮妙招

去除西红柿蒂，用一根筷子顺着头向下轻刮，西红柿表皮的每个地方都要刮到，再用刀在西红柿头上划十字，然后就可以顺利剥皮了。

2.洗筷子消毒妙招

在一盆清水中加入食盐、白醋、洗洁精清洗筷
子。洗完筷子后用清水冲洗，最后将筷子放入蒸锅
蒸 15 分钟。

（二）戒烟、戒酒、戒被污染的食物

经常吸烟会影响糖尿病患者的胰岛功能，让糖尿病
病情更加严重，吸烟还有增加并发症的风险。酒的热量很
高，长期过度饮酒很容易造成热量的超标，使血糖升高，
不利于糖尿病病情的控制。

被污染的水、农作物、家禽鱼蛋、豆制品等，会给人
体健康带来隐患。街边的小吃很多存在严重的食品安全隐
患，如若其中的致病物质进入体内，容易引发感染性、中
毒性疾病。

（三）饮食注意"三减"

1.减盐——多食咸，则脉凝泣而色变

《黄帝内经》有云："多食咸，则脉凝泣而色变。"意
思是说：如果吃得太咸，则会导致血脉凝聚不通畅，从而
使人的面色变黑。我们目前食盐量普遍超标，这给身体健
康造成了不利影响。

　　食盐摄入过多，会导致血压升高。食盐摄入过多还会增加肾脏的排毒负担，容易造成肾功能损伤。还有一些人肥胖、骨质疏松，也和食盐摄入过多有关。

　　我们在日常饮食中一定要注意减盐，控制盐的摄入量。一般来说，成人每天摄入盐不要超过6克。我们可以用醋等调味品代替盐；少吃榨菜、咸菜和酱制食物；少吃香肠和咸蛋等高盐食品；等等。

　　2. 减油——高血脂、脂肪肝必看

　　现在去体检，40岁以上的人很多会查出轻度或中度脂肪肝，脂肪肝患者多数会有高血脂，甚至高血压。这些都跟油脂的长期超量摄入和缺乏运动有关系。对于一些处于临界值的人，体检医生通常不会建议其吃药，但会告诉其"少吃油，吃好油"。

　　少吃油，就是每天控制食用油的摄入量，成人每天食用油的摄入量建议控制在25—30克。市面上没有哪一种油是最好的油，如果我们单吃一种油，营养就会不够全面，尽量多种油交替食用。最简单的方法是家里备上几种油，做不同的菜用不同的油。

　　（1）玉米油、花生油、菜籽油可用来做炒菜

　　玉米油、花生油、菜籽油的烟点相对较高，可以用来炒菜。玉米油被称为"维生素E的大本营"；花生油有助于预防心血管疾病；菜籽油具有一定的软化血管、延缓衰

老的功效。

（2）大豆油可用来做炖菜

大豆油在每天摄入的比例上可以多一点，达到四成的占比。大豆油的烟点不是很高，不适合用来炒菜，容易产生大量的浓烟，可用来炖菜。此外，大豆油最好用玻璃瓶子盛放，可以防止油氧化。

（3）亚麻籽油可用来做凉拌菜

亚麻籽油是日常用油中最容易缺少的一个部分。亚麻籽油特别不耐高温。我们可以用亚麻籽油来做拌菜。

除此之外，橄榄油、山茶籽油富含单不饱和脂肪酸，有利于调节血脂，也是拌菜用油不错的选择。

3.减糖——减掉身体里的卡路里和脂肪

有人说："我根本不爱吃糖。"其实我们生活中处处离不了糖。餐馆里的很多菜品也使用了较多的糖，如糖醋排骨、鱼香肉丝、拔丝苹果、酒酿汤圆等，还有奶油蛋糕、巧克力饼干、夹心面包等。

有调查显示，每个中国人每天差不多要吃 50 克糖，相当于 12 茶匙（远超标准 6 茶匙左右）。每人每天添加糖（指食物本身含有的糖以外的人工添加的糖）摄入量最好少于 25 克。

糖的摄入量过多容易导致血糖升高，从而增加患糖尿病的风险。摄入的糖分过多还会引起肥胖，导致胆固醇

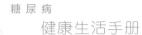

上升，诱发心脑血管疾病。所以，我们生活中要严格控制糖的摄入。

🀙 温馨小贴士

1.少吃高糖食物，如蛋糕、冰激凌、巧克力和糖果等。

2.烹调食物时少放糖。

3.婴幼儿食品无须添加糖。

二、喝水与糖尿病的关系

白开水由天然状态的水经过多层净化处理后煮沸而来，水中的微生物已经在高温中被杀死，而开水中的钙、镁元素对身体健康是很有益的。有研究表明，含钙、镁等元素的硬水有预防心血管疾病的作用。

糖尿病患者每天适当多喝水有益于身体健康。如：预防糖尿病性高渗昏迷的发生；改善体内的血液循环，降低血液黏度，减少并发症的出现；预防泌尿系统感染，提高患者抵抗疾病的能力；降低体内代谢产物的浓度，减少对肾脏的损害；在一定程度上防止便秘；等等。

人体每天摄入水分的量应在1500—2000毫升，其中包括汤水、粥类的量。饭前饭后 30 分钟不宜喝太多水，喝水太多会增加肠胃负担，稀释胃液，从而影响消化。口干者可小口慢饮 100 毫升水。剧烈运动后肠胃蠕动加快，口干者可小口慢饮 50—100 毫升水。晚上睡觉前和早晨起床后喝水也很重要。我们可以把一个能装 500—1000 毫升水的保温杯放在床头，临睡前喝 200—300 毫升水；夜间小便后喝两三口水，大约 100 毫升；晨起再喝一杯凉白开。需要注意的是，当糖尿病患者出现心脏、肾脏等严重并发症时，就要限制饮水量了。

 健康养生小百科

早晨起床喝盐水不利于身体健康

有不少人认为喝淡盐水有利于身体健康，于是晨起就喝淡盐水，其实这种认识是错误的。研究认为：人在整夜睡眠中未饮一滴水，然而呼吸、排汗、泌尿仍在进行中，这些生理活动要消耗许多水分。早晨起床如饮些白开水，可使血液迅速得到稀释，缓解夜间的高渗性脱水，而喝盐水会加重高渗性脱水，令人更加口干。而且，早晨人体血压会升高至第一个高峰，喝盐水会使血压更高。

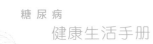
三、喝茶与糖尿病的关系

（一）茗茶

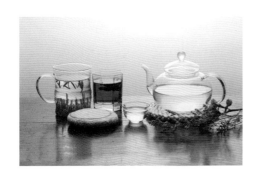

　　茶叶中的氨基酸会促进机体多巴胺的分泌，使身体产生愉快的感觉，喝茶是使人保持健康的重要生活元素之一。研究人员发现：1300名糖尿病患者持续半年喝开水泡的茶，82%的糖尿病患者症状明显减轻，大约9%的糖尿病患者的血糖水平完全恢复正常。

　　茶叶中茶多酚的含量在20%—35%，其中绿茶的茶多酚含量最高。实际上茶叶的许多作用都是因为茶多酚在发挥功效。茶多酚的作用主要体现在以下几个方面：

1.抗菌作用

　　茶多酚作为一种广谱、强效、低毒的抗菌药已经被世界上许多国家的学者所认同。

2.抗病毒作用

　　日本的研究人员发现，茶多酚具有抑制甲、乙型流感病毒的作用。瑞士也有研究表明，儿茶素对人体呼吸道合孢体病毒（RSV）有抑制作用。

3. 抗癌、抗突变作用

茶多酚能防癌、抗癌、抗突变的研究结论在许多国家都有报道。研究证实，茶多酚不仅可以抑制多种化学致癌物诱致的突变，还能抑制一些混合致癌物（如烟草雾浓缩药、煤焦油、熏鱼提取物、X 射线等）引起的基因突变。

4. 抗氧化作用

人在正常的生命活动中，体内会不断产生有害的自由基。自由基的性质活泼，具有极强的氧化能力，可促发肝炎、癌症等诸多方面的疾患，也会使人加速衰老。茶多酚的抗氧化能力是维生素E的18倍，是维生素C的3—10倍。

5. 用于防治心血管疾病

研究证明，茶多酚类物质具有抗凝、促纤溶、抗血小板凝集、降血压、降血脂、防治动脉粥样硬化等功效。

6. 降血糖作用

实验数据证实，茶多酚是蔗糖酶的抑制剂，因此它可以抑制蔗糖向葡萄糖的转化，进而使血糖下降。

7. 胃肠保护功能

儿茶素能够抑制胃黏膜上的 H^+–K^+–ATP 酶，从而从根本上抑制胃酸的分泌，减轻胃酸对胃黏膜的刺激和损伤，同时儿茶素还能够治疗胃溃疡。

最后，提醒广大糖尿病患者注意喝茶的时间。不要空腹饮茶，以减少对胃肠道的刺激；常常失眠的患者不要晚

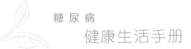

上饮茶，以免影响睡眠；更不要在服药前后饮茶或用茶送服药物，否则可能会影响药效。

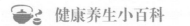

健康养生小百科

1. 柠檬茶泡法

实验结果证实，茶多酚进入人体后的吸收率只有2%—5%。柠檬含有丰富的维生素C，可以促进人体对茶多酚的吸收。因此，泡茶时可适量加入柠檬

（1）首先将茶叶用开水沏好，其次选择两头尖、中间饱满紧实，掂起来沉甸甸的柠檬，这样的柠檬维生素C含量较高。

（2）将柠檬洗净后切成薄片，把柠檬片放入沏好的茶水中，切记水温不能太高，否则维生素C会被破坏。至于柠檬片的量可以根据自己的喜好添加。

（3）柠檬的皮不要去掉。柠檬皮中维生素C的含量是比较高的，而且还含有对我们的血管有好处的黄酮类物质，可以帮助我们预防小血管的硬化，增加小血管的弹性，使血管更健康。

（4）有些人不喜欢吃柠檬，也可以用金橘代替。加入金橘后口感甜的。金橘中的维生素C比柠檬还多，大家可以根据自己的喜好来选择。

2.强生茶泡法

喝茶是有学问的，要想喝出健康的身体，泡茶方法很重要。这里推荐一种有益健康的强生茶泡法。泡强生茶前需要准备茶叶、枸杞、黄芪、西洋参片。其中枸杞有提高免疫力的作用；西洋参能提高免疫力，并加强心脏功能；黄芪能提高免疫力，降血压、血脂、血糖。具体方法是取茶叶适量，枸杞20—30粒，黄芪1—2片，西洋参片4—5片，用开水泡制饮用，注意茶不要泡得太浓。

（二）养生茶

糖尿病患者需要注意日常的饮食保健，以便更好地控制病情。一些养生茶对控制糖尿病病情具有辅助功效。下面介绍几种养生茶：

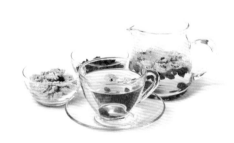

1.枸杞茶

枸杞适合体质虚寒的人食用，对治疗脾胃不和、肝肾疾病、肺结核、便秘、失眠、低血压、贫血、各种眼疾、脱发、口腔炎等有辅助作用。每天在茶水中放入几颗枸杞，能够促进血液循环，防止动脉粥样硬化以及肝脏内脂

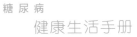

肪的囤积。另外，枸杞富含各种维生素、必需氨基酸及亚麻酸，可以促进体内的新陈代谢。

2. 莲子心茶

莲子心含有多种生物碱及黄酮类物质，能够有效调节胰岛 B 细胞分泌，降低血糖。经常饮用莲子心茶，对防治糖尿病及其并发症有较好的作用。具体做法是取适量莲子心放入杯中，用开水冲泡，浸泡 5 分钟即可饮用。

3. 荷叶茶

荷叶含有黄酮类物质，能够促进胰岛细胞功能的恢复，从而间接起到调节血糖水平的作用。荷叶茶具有清凉败火、消脂润肠的功效，糖尿病患者饮用荷叶茶之后能够促进新陈代谢，有助于体内毒素排出。除此之外，荷叶茶还具有降血糖、降血脂的功效。荷叶茶不用煮，开水冲泡即可。冲泡后最好焖 5—6 分钟，这样味道会更浓。另外，荷叶和山楂一起搭配食用，还能够起到解暑、提神、减压的作用。需要注意的是，荷叶性寒，体质虚弱、脾胃虚寒人群以及经期女性应谨慎饮用荷叶茶。

四、喝咖啡与糖尿病的关系

咖啡的成分主要包括蛋白质、维生素、多酚类化合物、生物碱类化合物、脂肪类物质等。咖啡有很好的抗氧化作用，能够清除人体内的自由基，对健康是有好处的。另外，咖啡中的鞣酸可以通过抑制 α-葡萄糖苷酶，减少肠道对糖的吸收；通过促进葡萄糖的转运和氧化，加强葡萄糖在体内的代谢，控制血糖浓度，预防高血糖。

适当喝咖啡能降低患糖尿病的风险。由于咖啡味道较苦，很多人喜欢喝速溶咖啡。这样的咖啡往往会加糖，是不适合糖尿病患者喝的。糖尿病患者可以适量饮用不加糖的黑咖啡。但胃肠功能不佳的患者应少饮用咖啡饮品。

☕ 温馨小贴士

糖尿病防治数字歌

糖尿病是一种典型的"不良生活习惯病"，治疗糖尿病必须从改变自己的生活习惯入手。为此有人专为糖尿病患者创作了三首防治糖尿病的数字歌：

（一）

一个信念：与肥胖决裂；

两个要素：不多吃一口，不少走一步；

三个不沾：不吸烟，不饮酒，不熬夜；

四个检查：定期查体重、血压、血糖、血脂；

五六个月：减肥不求速成，每月减一两公斤即可，五六个月就见成效；

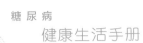

七八分饱：饮食上要"总量控制、结构调整、吃序颠倒"，即每餐只吃七八分饱，以素食为主，同时保证营养均衡；进餐时先吃青菜，快饱时再吃些主食、肉类。

（二）

得了糖尿不可怕，云苓泡水当茶喝；

再配四个天敌穴，消渴顽症定能克。

上消燥热伤肺腑，口渴多饮小便多；

按摩鱼际和太溪，腰俞拔罐十分钟。

中消胃燥津液伤，口渴尿多便秘常；

调理中消补胃阴，腰俞内延太溪强。

祛除热邪内延功，一天两次按摩通；

上午起就未经旺，迎头痛击效最明。

（三）

食盐少一点，血压低一点；

肥肉少一点，血脂降一点；

饮料少一点，血糖稳一点；

剩菜少一点，危害减一点；

静坐少一点，肥胖远一点；

烟酒少一点，运动多一点；

牢骚少一点，心情好一点；

慢病少一点，寿命长一点。

第 五 章

糖尿病小配餐（供参考）

一、主食类

1.青菜小米土豆饭

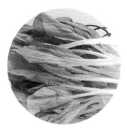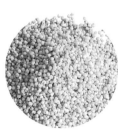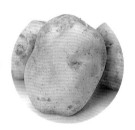

【原料】

青菜1把、小米半碗、土豆1个

【调料】

高汤少许、盐少许

【做法】

①青菜洗净切碎备用，土豆洗净去皮切丁备用。

②小米入锅小火煮熟，捞出沥干备用。

③水烧开，青菜焯水 1 分钟捞出。

④高汤煮开后放入小米、土豆。

⑤待土豆软烂后转小火倒入青菜。

⑥焖煮 5 分钟，待高汤收干后即可出锅。

2. 香菇鸡肉炒饭

 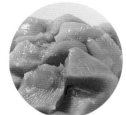 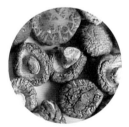

【原料】

大米 250 克、鸡肉 200 克、香菇 150 克

【调料】

酱油 30 克、米酒 45 克、植物油 10 克、盐 2 克

【做法】

①大米洗净煮成白饭，鸡肉洗净切丁。

②香菇洗净后切成薄片。

③锅中放入植物油并加热，之后放入鸡丁、香菇和米饭煸

炒，最后加入酱油、米酒、盐以大火快速煸炒。

④炒至调味料均匀后即可出锅。

3. 咖喱蔬菜荞麦面

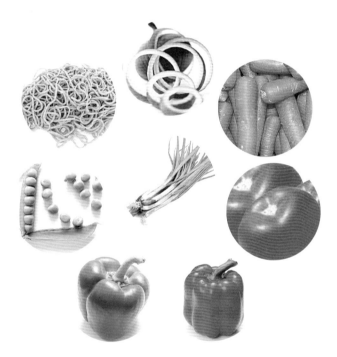

【原料】

荞麦面 1 斤、洋葱半个、胡萝卜半根、豌豆粒 30 克、青
红灯笼辣椒各半个、西红柿 1 个、青蒜 1 根

【调料】

油、咖喱粉和黄姜粉各 1 小勺、酱油 1 勺、盐适量、鸡
精适量、胡椒粉少许

【做法】

①洋葱切丝装盘待用。西红柿划十字开水烫去皮后切片装盘待用。

②胡萝卜切丝焯水断生后浸凉水，捞出装盘待用。

③豌豆粒焯烫断生后浸凉水，捞出装盘待用。

④青红灯笼椒各半个去籽切丝放进锅，将锅放在火上，待辣椒的水分烤干后装盘待用。

⑤青蒜切小段待用，荞麦面煮至断生放清水中捞出待用。

⑥热锅放油炒香洋葱后放入胡萝卜丝、豌豆粒、青蒜段，并放少许盐继续煸炒 5 分钟。

⑦加入咖喱粉和黄姜粉，炒 2 分钟后加入青红椒丝。

⑧放 1 勺酱油，炒 2 分钟后加入西红柿片，这时要加少许水，待水开后，再放 1 勺鸡精和少许胡椒粉。

⑨加入水煮过断生的荞麦面，焖 5 分钟后即可出锅。

4.青稞面团

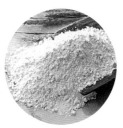
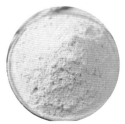
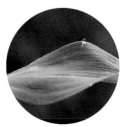

【原料】

面粉、熟青稞粉、玉米叶各适量

【调料】

酵母粉

【做法】

①面粉和熟青稞粉混合，酵母粉溶于水，用水和面揉成面团。

②常温发酵 1 小时，排气，分成大小相同的小剂子，揉圆。

③用玉米叶垫在面团下面防粘锅，放入蒸笼后，二次发酵 20 分钟。

④大火蒸 20 分钟，关火焖 5 分钟，揭盖即可食用。

5. 山药饼

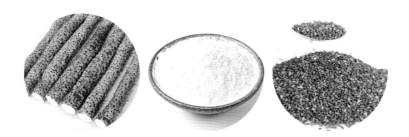

【原料】

山药 1 根、糯米粉适量、黑芝麻适量

【调料】

油

【做法】

①将山药洗净,放入蒸锅中蒸熟去皮,压成山药泥。

②山药泥中加入糯米粉,和成团。

③分成小剂子分别做成圆形小饼状,上面撒点黑芝麻粒。

④平底锅内放入少许油,将小饼放入平底锅中煎至金黄色即可出锅。

6.黄瓜茄子饼

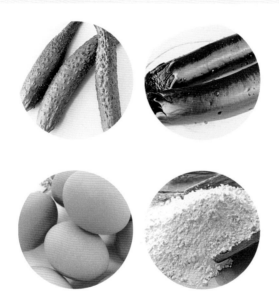

【原料】

黄瓜 1 根、茄子 1 个、鸡蛋 2 个、面粉适量

【调料】

油、盐、蒜蓉辣酱、葱

【做法】

①黄瓜去头尾切丝，茄子去蒂切丝备用。

②碗中放入准备好的黄瓜丝和茄子丝，加入少许盐、2 个鸡蛋、适量面粉搅匀。

③热锅放油倒入面糊，用铲子铺平，煎至一面金黄，翻面煎至全黄。

④倒入适量蒜蓉辣酱，撒入葱花即可出锅。

二、凉拌类

1.凉拌枸杞金针菇

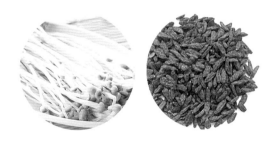

【原料】

金针菇 1 把、枸杞适量

【调料】

葱、姜、油、酱油

【做法】

①将金针菇洗净，用水焯过后放冷水里过一遍，沥干水分，待用。

②热锅下油，放葱、姜和枸杞翻炒，加入酱油少许，待炒出香味后将葱、姜捞出，将热油淋在处理好的金针菇上即可。

2.凉拌菠菜

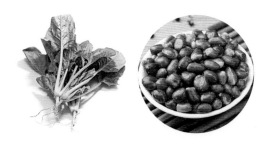

【原料】

菠菜 500 克、熟花生 25 克

【调料】

盐 10 克、味精 15 克、调料油 25 克

【做法】

①菠菜焯水后置凉白开中浸泡 2 分钟，取出后挤干水切碎，放入碗中待用。

②放入熟花生、盐、味精、调料油拌匀后装盘即成。

3. 芹菜拌豆腐

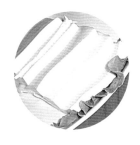 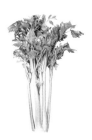

【原料】

水豆腐 1 块、芹菜 150 克

【调料】

精盐、味精、麻油各适量

【做法】

①水豆腐切成小方丁，用开水稍烫一下，捞出装入盘中。

②芹菜去根、叶，洗净切碎，用开水汆熟，放凉后撒在水豆腐上。

③加入精盐、味精、麻油后拌匀即可。

4. 凉拌洋葱木耳

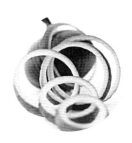 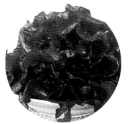

【原料】

洋葱、木耳（洋葱：木耳＝ 1：2）

【调料】

盐、生抽、白醋、胡椒、蚝油、葱花

【做法】

①木耳泡发，洗净去梗后用热水焯 10 分钟后捞出，入清
水片刻盛出，放盘备用。

②洋葱切块，用盐腌 15 分钟，沥水后加木耳、1 匙生抽、
1 匙白醋、少许胡椒、1 匙蚝油、1 把葱花，拌匀即可。

5. 枸杞拌木耳

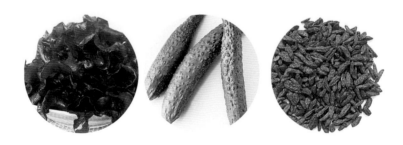

【原料】

木耳、黄瓜、枸杞

【调料】

油、盐、鸡精、生抽、醋、芝麻油、熟白芝麻、蒜

【做法】

①黑木耳用清水完全泡发，开水焯 5 分钟，捞出在凉水

中泡一会儿，沥干待用。枸杞洗净泡软待用。

②黄瓜切丝，和熟白芝麻一起放在盛有黑木耳的碗中。

③蒜切成蒜末，热锅放油，倒入蒜末，中小火将其爆香至金黄色，将蒜末和热油一同浇在黑木耳上。

④将生抽、醋、盐、鸡精、芝麻油（2—3 滴即可）和凉白开拌好后，淋在黑木耳上，放入泡软的枸杞，全部拌匀即可。

6.拌苦瓜

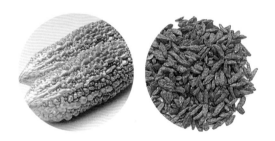

【原料】

苦瓜 1 根、枸杞适量

【调料】

盐

【做法】

①苦瓜洗净，剖开去籽，斜切片。

②锅中烧开水，放入苦瓜焯烫一下。

③捞出后过凉水，沥干水分。

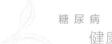

④把苦瓜放入容器中，放入盐和几颗泡软的枸杞即可食用。

三、素菜类

1. 苦瓜炒豆芽

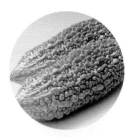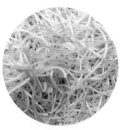

【原料】

苦瓜 200 克、绿豆芽 200 克

【调料】

植物油 10 克、盐 3 克、白醋 5—10 克

【做法】

①苦瓜纵向一剖为二，挖去瓜瓤及籽，横向切成 2 毫米厚的片，再切成丝，将少许盐撒在苦瓜丝上略腌一下。

②绿豆芽洗净，沥干水分。

③炒锅内放入植物油，油热后倒入苦瓜略加翻炒，再放入

绿豆芽，炒至豆芽稍变软，即可倒入白醋，炒匀即可出锅装盘。

2. 枸杞炒苦瓜

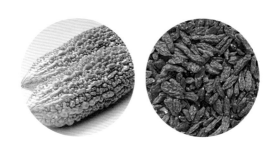

【原料】

苦瓜 200 克、枸杞 30 克

【调料】

调和油、食醋、精盐、酱油、葱花、味精适量

【做法】

①枸杞洗净、泡软。

②苦瓜洗净，剖开去籽，切成丝，放少许精盐拌匀稍腌片刻。

③热锅内将油烧至七成热，放入葱花、枸杞和苦瓜一同快炒，苦瓜断生时放入食醋、酱油、味精调味即可出锅。

3. 腐竹青蒜

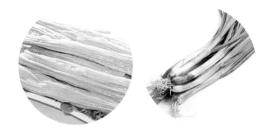

【原料】

腐竹适量、青蒜 1 把

【调料】

酱油少许，油、盐适量

【做法】

①腐竹用冷水泡软，切斜角。青蒜洗净切段。

②在锅中放油并烧热，依次放腐竹、青蒜，并翻炒均匀。

③加入少许盐、酱油调味，收汁后关火起锅。

4. 香干炒青菜

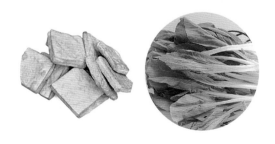

【原料】

香干 50 克、青菜 200 克

【调料】

植物油、盐、葱各适量

【做法】

①将香干切成小块，青菜洗净切段。

②油烧热后加入青菜煸炒。

③待青菜半熟时加入香干同炒，加盐、葱炒匀即可出锅。

5. 紫菜蒸茄子

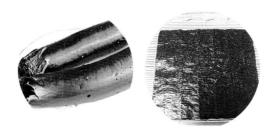

【原料】

茄子 1 个、紫菜 20 克

【调料】

蒜末、盐、酱油、醋、香油各少许

【做法】

①茄子去皮、切片，与紫菜放入碗中，上锅蒸 20 分钟。

②加蒜末、盐、酱油、醋、香油拌匀即可。

6. 木耳炒金针菇

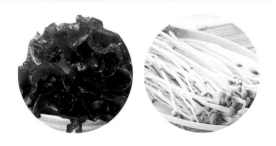

【原料】

木耳适量、金针菇 1 把

【调料】

葱花、蒜末、小米椒、油、盐、料酒、味精

【做法】

①木耳、金针菇分别洗净，放入锅中焯水后捞出，过凉水沥干备用。

②热锅下油，加入葱花、蒜末、小米椒煸炒出香味后放入木耳和金针菇。

③翻炒片刻后加入少许料酒、盐、味精即可出锅装盘。

7. 茄子炒苦瓜

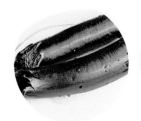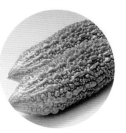

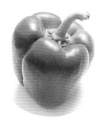
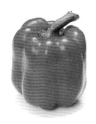

【原料】

茄子 1 个、苦瓜半根、青椒 1 个、红椒 1 个

【调料】

蒜、盐、生抽、鸡粉、蚝油、食用油各适量

【做法】

①茄子、苦瓜、青椒、红椒洗净后分别切好，蒜切粒。

②热锅下油，油热后放入蒜粒，爆香。

③倒入茄子翻炒至茄子呈半透明状。

④倒入苦瓜翻炒至变软。

⑤放入青红椒，加适量盐翻炒。

⑥加入约 2 匙清水，加生抽、蚝油、鸡粉炒匀后即可出锅
装盘。

8. 炒双冬

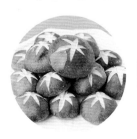
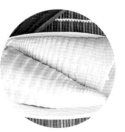

【原料】

水发冬菇 50 克、净冬笋 150 克

【调料】

酱油、味精、白糖、水淀粉、食用油、料酒、盐各适量

【做法】

①冬笋切成片状，水发冬菇去蒂洗净备用。

②将锅置于旺火上，放适量食用油，加冬笋片、冬菇煸炒后，放盐、酱油、白糖、料酒继续煸炒，使之入味。

③待熟透后，放味精，用水淀粉勾芡，装盘即可。

四、肉菜类

1. 香菇酱猪肉

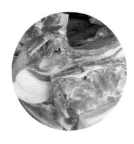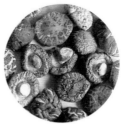

【原料】

猪肉 500 克、香菇适量

【调料】

葱 3 段、姜 3 大片、八角 2 颗、干辣椒 2 个、花椒 15 粒左右、桂皮 1 段、山楂 3 颗、盐 2 大匙、老抽 2 大匙、海鲜酱油 2 大匙、豆瓣酱 5 大匙、料酒 1 大匙

【做法】

①猪肉冷水下锅，锅内放入 1 大匙料酒。水烧开后，煮 3—5 分钟捞出。

②将猪肉放入高压锅中，放入泡发洗净的香菇及所有调料，加入清水，水位跟肉齐平。

③高压锅压上 20 分钟。

④出锅后趁热把肉用锡纸卷起来。吃的时候拿出来切片即可。

2. 黄芪酱牛肉

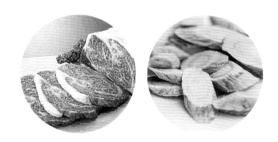

【原料】

牛腱子肉 1500 克、黄芪适量

【调料】

姜几片、大葱一段、八角 2 颗、料酒适量、盐 50 克、桂皮适量、香叶几片、酱油 40 克

【做法】

①牛肉洗净，焯水后待用。

②焯好的牛肉放入高压锅，加入热水至完全没过牛肉，加入黄芪及所有调料。

③盖上锅盖，大火压 35—40 分钟。

④待高压锅放气后开盖，轻轻取出牛肉，放在漏网上，去除汤汁后口感更佳。

3. 牛肉丝拌白菜

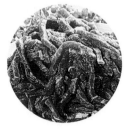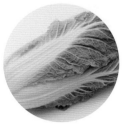

【原料】

牛肉丝 100 克、白菜 200 克

【调料】

盐、醋、香油各少许

【做法】

①白菜洗净切丝备用。

②将牛肉丝、白菜丝分别放入锅中，汆熟后捞出。

③将牛肉丝、白菜丝放入大碗内，加盐、醋、香油拌匀即可。

4. 玉竹茄子煲

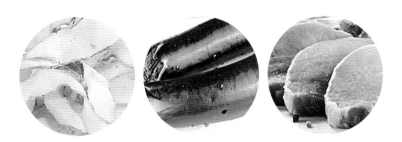

【原料】

玉竹 30 克、茄子 300 克、猪瘦肉 100 克

【调料】

植物油、香油、清汤、黄酒、精盐、味精、酱油、蒜泥、葱白各适量

【做法】

①玉竹煮沸两次，取浓汁 100 毫升。

②茄子洗净，切成方块状，放清水中浸泡 10 分钟，在沸水锅内煮软，再入油锅爆炒。

③将砂锅置于火上，放入茄子、猪瘦肉（剁成肉泥）、香

油、黄酒、蒜泥及清汤，待到汁浓时，倒入玉竹汁，加精
盐、酱油、味精、葱白，文火煲至香熟即可。

5. 肉丝炒茼蒿

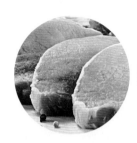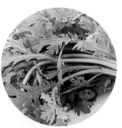

【原料】

猪肉 60 克、茼蒿 400 克

【调料】

植物油 15 克、盐 2 克、酱油 15 克、料酒 5 克、葱 5 克、
姜 5 克、淀粉 5 克、高汤适量

【做法】

①葱去根及干皮，切成葱片。姜洗净，切成末。淀粉用水
调开成水淀粉。

②茼蒿洗净，切成 3 厘米长的段，入沸水焯一下，沥净
水分。

③猪肉洗净，切成丝，加入少许酱油、料酒、水淀粉
抓匀。

④锅内放入植物油。油热后，放入葱、姜煸出香味。之后

放入肉丝并炒至变色，放入酱油、盐、料酒及少许高汤
（或清水）炒几下，之后放入茼蒿炒匀。

⑤放入水淀粉勾薄芡即可出锅。

6. 蒸薏米红豆肉丸

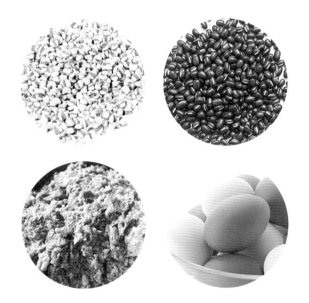

【原料】

薏米、红豆、猪肉馅、鸡蛋各适量

【调料】

姜末、葱末、油、盐、鸡精粉、酱油、料酒、胡椒盐各
适量

【做法】

①薏米、红豆煮熟后捞出沥干捣碎，待用。

②猪肉馅放入盆中，加盐后搅拌至有黏性，加入少许鸡精粉和鸡蛋一起拌匀。

③ 50 毫升水分 2 次加入，一边加水一边搅拌至水分被肉吸收。继续加入葱末、姜末、料酒、酱油、盐和捣碎的薏米、红豆，拌匀后将肉馅捏成小圆球。

④热锅倒油，将捏好的肉丸下锅，以小火炸约 4 分钟，熟后捞起，沥干油后装盘即可。

⑤食用时蘸胡椒盐伴食。

7. 南瓜炒肉片

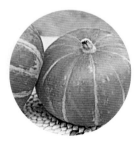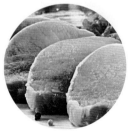

【原料】

南瓜 200 克、瘦肉 100 克

【调料】

葱花、盐、酱油、淀粉、植物油各适量

【做法】

①南瓜去皮去瓤，切片。

②瘦肉切片，加盐、酱油、淀粉拌匀，腌制片刻。

③锅内放油烧热，下葱花炒香，放入肉片翻炒。

④待肉变色后放入南瓜，加水、盐、酱油焖至南瓜熟后即可。

8.苦瓜酿肉

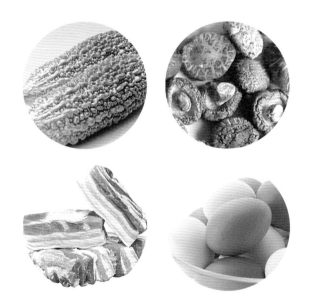

【原料】

苦瓜、香菇、肥瘦肉、鸡蛋各适量

【调料】

油、蚝油、生抽、胡椒粉、盐、水淀粉、大蒜各适量

【做法】

①香菇泡发洗净并切碎，大蒜拍碎。

②肥瘦肉洗净剁成泥后加2个鸡蛋，加入少量油、蚝油、

生抽、胡椒粉、香菇碎、蒜粒，拌匀待用。

③苦瓜切段挖空（用勺子挖成 1 个洞，1 根苦瓜切成 5 段），将肉馅塞入苦瓜筒中。

④热锅下少许油，待油七分热时将苦瓜放入锅中，加少许清水烧开后再焖 30 分钟。加少许盐、水淀粉即可出锅摆盘。

9.青柠檬炖鸡

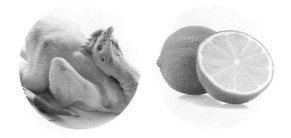

【原料】

鸡 1 只、青柠檬 4 个

【调料】

盐适量

【做法】

①鸡去杂碎、头、爪、尾部，洗净，4 个青柠檬切开备用。

②将所有食材放入砂锅中，加冷水 1250 毫升（约 5 碗量），水要刚好没过鸡，炖大约 3 小时，出锅后放少许盐。

☕ **温馨小贴士**

青柠檬炖鸡的注意事项

1. 不能用黄柠檬代替青柠檬。青柠檬不是未成熟的黄柠檬，是一种个头较小的青色柠檬品种，其中含有的活性物质具有辅助降糖的作用。

2. 青柠檬炖鸡味道不太好，偏苦，但建议汤和鸡都要吃掉。

3. 如果不想炖鸡，平时可以用青柠檬泡水喝，或者加入茶里做果茶，做菜时也可以加入青柠檬代替醋调味。

4. 如果担心鸡汤油脂过高，建议去掉鸡皮。

5. 为避免蛋白质摄入过多对肾脏造成负担，建议并发糖尿病肾病的患者控制鸡肉摄入量。

10. 明目菊花鸡片

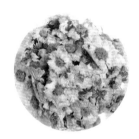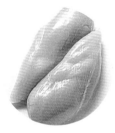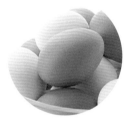

【原料】

菊花 10 克、鸡胸肉 250 克、鸡蛋 1 个

【调料】

猪油 40 克，精盐、料酒、胡椒粉、淀粉各适量

【做法】

①鸡胸肉洗净后切成薄片，菊花加 100 克水煎煮 5 分钟取汁。

②将鸡肉片盛入碗中，打入蛋清。

③碗中加精盐、料酒、胡椒粉、淀粉，调匀拌好。

④锅内倒入猪油烧热，放入拌好的鸡片，翻炒 5 分钟后加入菊花汁翻炒均匀即可。

11. 蒜子枸杞蒸水鸭

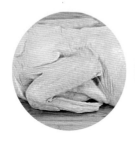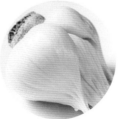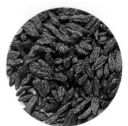

【原料】

水鸭 1 只、大蒜 100 克、枸杞 50 克

【调料】

香油 50 毫升，黄酒、精盐、酱油、红辣椒丝、大茴香粉、味精、姜、葱各适量

【做法】

①将水鸭开膛，取出内脏，洗净，用少量精盐和酱油、黄酒擦抹鸭全身。

②大蒜分瓣，洗净和枸杞同置于鸭胸脯内，用牙签合好，置于碗盆内，上笼蒸熟。

③用香油将辣椒丝、姜、葱和盐、酱油、大茴香粉、味精搅拌翻炒成油汁。

④出笼鸭肉（蒜、枸杞去掉）撕成条状与油汁拌匀即可。

12. 红枣兔肉

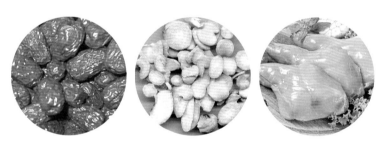

【原料】

红枣 100 克、白芍 30 克、兔肉 750 克

【调料】

调和油、鲜红椒、黄酒、姜片、蒜瓣、八角、桂皮、精盐、酱油、葱白、味精各适量

【做法】

①红枣洗净，去核，放冷水中浸发。

②白芍洗净，煎取白芍汁 50 毫升备用。

③兔肉洗净，沥干水，剁成小方块，入沸水锅推匀，烧沸后倒入适量姜、葱白、黄酒，撇去浮沫，倒入漏勺捞出，用凉水冲洗，沥干水。

④热锅将油烧至六成热，下桂皮、八角、姜片、蒜瓣、兔肉、红枣肉，入锅翻炒，兔肉变色时加入酱油、精盐、鲜红椒、黄酒再炒，兔肉上色后，加入葱白、热水、味精小火焖至收汁即成。

五、蛋类

1.西红柿炒蛋

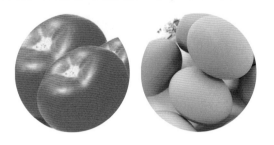

【原料】

西红柿 200 克、鸡蛋 4 个

【调料】

调和油、猪骨汤、鲜红椒、生姜丝、精盐、酱油、味精各

适量

【做法】

①西红柿洗净，切成块状。

②鸡蛋取蛋清，置碗内打散，放入适量精盐，用武火油锅爆炒八成熟出锅。

③将西红柿和鲜红椒、生姜丝同时置于油锅内炒至断生时加入炒蛋拌和，倒入猪骨汤稍焖，放入精盐、酱油、味精调味即可出锅。

2. 金针菇炒鸡蛋

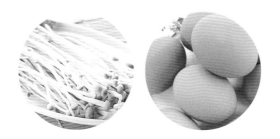

【原料】

金针菇 20 克、鸡蛋 4 个

【调料】

食用油、精盐

【做法】

①金针菇去根洗净，用开水略焯后捞出，沥干水分。

②鸡蛋置于碗内搅匀。

③锅中油热后，将鸡蛋倒入锅内炒至成型，划散鸡蛋，盛起。

④在余油中倒入金针菇，加少许盐，快速翻炒。

⑤倒入划散的鸡蛋，炒匀后即可装盘。

3.木耳枸杞炒鸡蛋

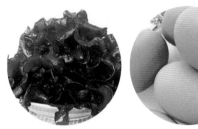
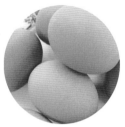
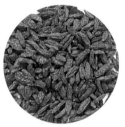

【原料】

黑木耳 1 把、鸡蛋 2 个、枸杞少许

【调料】

酱油少许，油、盐适量

【做法】

①木耳泡发后洗净，焯水，晾凉，枸杞用清水洗净，鸡蛋打散。

②在锅中放油并烧热，放入鸡蛋液，炒熟后盛出备用。

③锅内留底油，加入木耳煸炒片刻后再加入枸杞、鸡蛋翻炒片刻。

④加入少许盐、酱油调味，收汁后起锅。

4. 小油菜炒鸡蛋

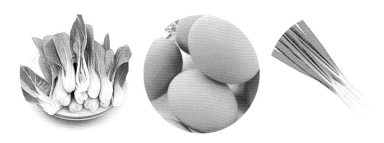

【原料】

小油菜、鸡蛋、青葱

【调料】

油、盐、白酒、胡椒

【做法】

①青葱切段，油菜切碎拌入打匀的蛋液中，并加少许盐、白酒、胡椒。

②热锅下油，将油菜、鸡蛋炒成型，加青葱即可出锅装盘。

5. 双耳炒鸡蛋

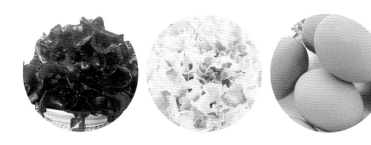

【原料】

黑木耳 1 把、银耳 1/3 个、鸡蛋 4 个

【调料】

酱油少许，油、盐适量

【做法】

①木耳、银耳洗净后用凉水泡发，鸡蛋打散。

②在锅中放油并烧热，放入鸡蛋液，炒熟后盛出备用。

③锅内留底油，加入木耳、银耳煸炒片刻后再加入鸡蛋翻炒片刻。

④关火，加入少许盐、酱油调味，收汁后起锅。

6. 酱烧鹌鹑蛋

【原料】

鹌鹑蛋

【调料】

葱、姜、干辣椒、白芝麻、老抽、食用油、盐

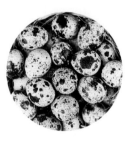

【做法】

①鹌鹑蛋洗净煮熟，剥皮备用。

②姜、葱切片备用。

③炒锅放油，之后放入鹌鹑蛋翻炒，之后放入葱、姜、干辣椒翻炒，淋入老抽，放入适量盐，加入清水。

④煮开后，小火慢炖 10 分钟。

⑤出锅前大火收汤，撒入白芝麻翻炒均匀即可。

☕ 温馨小贴士

快速剥鹌鹑蛋的窍门

1. 准备一个密封的盒子，倒入 1/5 的水。

2. 放入煮熟的鹌鹑蛋后，盖上盒盖。

3. 双手握住密封的盒子，上下左右摇晃约 3 分钟。

4. 鹌鹑蛋在盒子里撞击后，皮基本已经脱落，非常容易剥掉。

7. 红烧元宝蛋（全家福）

【原料】

鸡蛋 10 个

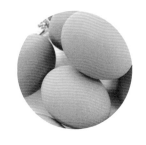

【调料】

油、老抽、生抽、料酒、盐各适量

【做法】

①鸡蛋入冷水锅煮熟，捞出，去壳，晾干。

②将老抽、生抽、料酒、盐放入碗中搅拌均匀，作为配料。

③锅底倒油，加水和配料，盖上锅盖调成汤汁。

④将剥好皮的鸡蛋用刀划几道后放入锅内。

⑤收汁后起锅。

8. 茄子炒鸡蛋

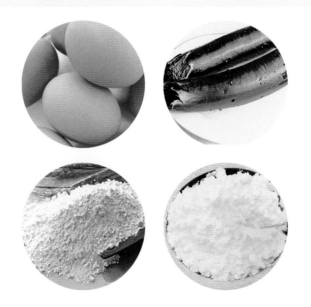

【原料】

鸡蛋3个、茄子1个、面粉1勺、淀粉1勺

【调料】

油、蒜蓉、盐各适量

【做法】

①茄子洗净，去蒂，切丝，用盐稍微腌出水分。

②将鸡蛋打散，加入1勺面粉、1勺淀粉，搅匀。

③将茄子丝放入蛋液中搅匀。

④锅中放油，倒入拌匀的蛋液和茄子丝，中火慢煎，煎至两面金黄，然后撒上蒜蓉即可出锅食用。

9. 水炒鸡蛋

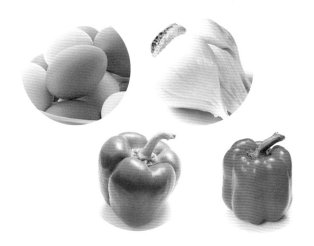

【原料】

鸡蛋 5 个、大蒜、青椒、红椒

【调料】

食用油、生抽、蚝油、水淀粉、盐

【做法】

①将 5 个鸡蛋打入碗中，加适量盐，搅散待用。

②青红椒清洗干净切碎丁，大蒜切成蒜末，一起放到盘中备用。

③取出平底锅加适量开水，水开之后将鸡蛋液直接倒进去。鸡蛋液倒入锅中之后先不要翻动，开中火一直煮到鸡蛋定型，翻一面继续煮，定型以后盛出待用。

④另外起锅烧油，油不用太多，放入蒜末和青红椒炒出香味，加适量生抽、蚝油和盐调味并翻炒均匀，放入水淀粉勾芡，炒至汤汁浓稠，炒好之后关火出锅，浇在鸡蛋上面即可食用。

六、水产类

1.鲫鱼烧豆腐

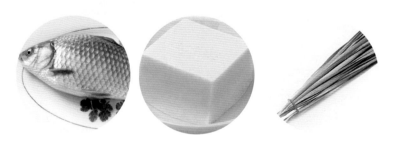

【原料】

鲫鱼 250 克、豆腐 400 克、韭菜 50 克

【调料】

植物油 20 克、葱 10 克、姜 10 克、味精 5 克、蒜 10 克、料酒 10 克、盐 3 克、高汤适量

【做法】

①鲫鱼刮去鱼鳞，开膛去内脏，去净肚内里膜，挖去鳃。

②洗净血污，在两面每隔 1 厘米切一刀，不要把鱼切断。

③豆腐切成麻将牌大小的块儿，放入沸水中稍煮一会儿，捞出沥净水。

④葱去根及干皮，切成末；姜洗净切末；蒜剥去外皮切薄片；韭菜择去干皮、烂叶，洗净，切成 3 厘米长的段。

⑤锅内放油 15 克，将鲫鱼两面均煎一下，铲出备用。

⑥锅内放入余油，下葱、姜、蒜炝锅，随即下高汤（或清水）、料酒，之后放入鱼和豆腐，加入盐，旺火烧开后转小火炖约半小时。

⑦待汤汁较浓后撒上味精及韭菜段，出锅装盘。

2.虾仁炒油菜

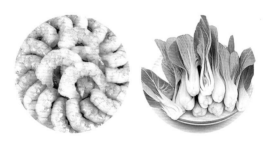

【原料】

虾仁 100 克、油菜 250 克

【调料】

植物油、盐各少许

【做法】

①油菜洗净，切段。

②锅内放油烧热，放入虾仁煸炒。

③放入油菜，加盐翻炒至熟即可。

七、汤类

1. 南瓜赤小豆冬菇汤

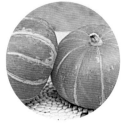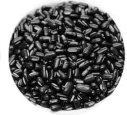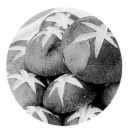

【原料】

南瓜 500 克、赤小豆 50 克、冬菇 100 克

【做法】

①将赤小豆浸泡一夜，去杂质洗净，南瓜切块，冬菇切片。

②将赤小豆放入锅中煮半小时后加入南瓜块、冬菇片，煮至豆烂瓜熟即可食用。

2.南瓜枸杞虾皮汤

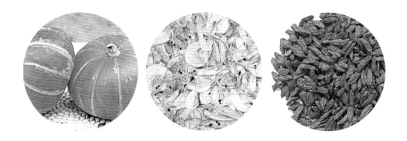

【原料】

南瓜 400 克、虾皮 20 克、枸杞少许

【调料】

盐、葱花、植物油各适量

【做法】

①南瓜洗净，去皮去瓤，切块。枸杞洗净，虾皮用水
浸泡。

②锅内放油烧热，放入南瓜块稍翻炒。

③加盐、葱花、枸杞、虾皮，添适量水煮熟即可。

3.竹笋豆腐汤

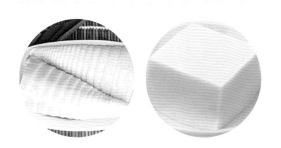

【原料】

竹笋 150 克、豆腐 150 克

【调料】

盐、味精、胡椒粉、香油各适量

【做法】

①将竹笋、豆腐切片备用。

②锅中加水，放入竹笋、豆腐，烧开后，放入盐、味精、胡椒粉，搅匀后淋入香油即可。

4.莲子百合煲瘦肉

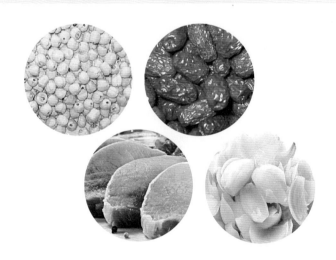

【原料】

莲子 50 克、红枣 10 枚、瘦猪肉 250 克、百合 50 克

【调料】

香油 50 毫升，精盐、酱油、味精、姜、葱各适量

【做法】

①莲子（不去心）洗净，用清水浸泡 1 小时。

②百合、红枣（去核）洗净，瘦猪肉洗净切片状。

③先将莲子放入砂锅内，加入适量净水，武火煮沸，再加入红枣、百合和瘦猪肉，文火慢煮至半熟后放入香油、精盐、酱油、味精、姜、葱煮至烂熟即可。

5. 苦瓜红豆排骨汤

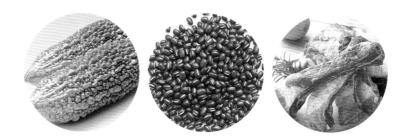

【原料】

苦瓜 1 根、红豆 100 克、排骨 500 克

【调料】

姜、盐各少许

【做法】

①排骨洗净，用沸水稍煮 5 分钟捞起，红豆泡透洗净。

②苦瓜去瓤并切成厚片，用盐腌片刻，再用清水浸泡

洗净。

③将清水煮沸，放入苦瓜、红豆、排骨、姜片后再次煮沸。

④中火煲约 3 小时，用盐调味即可。

6.竹笋腰片汤

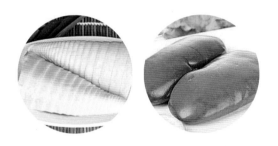

【原料】

竹笋 200 克、净猪腰 100 克

【调料】

盐、味精、胡椒粉、水淀粉、香油各适量

【做法】

①猪腰斜刀切薄片，用盐、水淀粉上浆，竹笋切片备用。

②锅中加水，把竹笋、盐、味精、胡椒粉放入，烧开，放入腰片，煮熟后淋少许香油即可。

八、粥类

1. 百寿粥

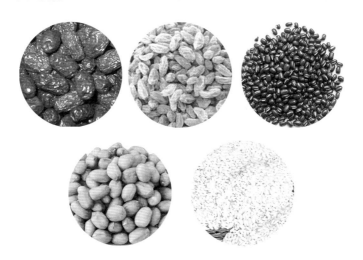

【原料】

红枣、葡萄干、红豆、花生、大米

【做法】

将红枣、葡萄干、红豆、花生、大米清洗干净，放入锅
中，加水熬煮至黏稠软烂即可。

2. 黄瓜玉米粥

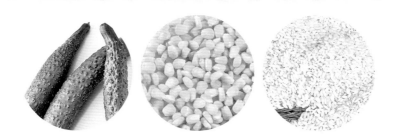

【原料】

黄瓜 100 克、嫩玉米粒 30 克、大米 60 克

【调料】

盐适量

【做法】

①黄瓜洗净切成小块，大米淘洗干净。

②锅置火上，倒入适量水烧开，放入大米、玉米粒煮开后，改成小火熬至将熟，加入黄瓜块，小火煮熟，加盐调味即可。

3.葛根薏苡仁粥

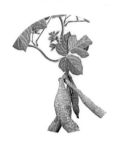 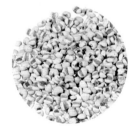 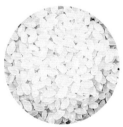

【原料】

葛根 120 克、薏苡仁 30 克、粳米 30 克

【调料】

盐 1 克

【做法】

①将葛根去皮，洗净后切片。

②将薏苡仁、粳米洗净。

③把用料一起放入锅内，加清水适量，加盐调味，文火熬成稀粥，随量食用。

九、饺子类

1. 牛肉胡萝卜饺子

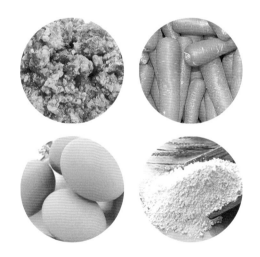

【原料】

牛肉馅、胡萝卜、鸡蛋、面粉各适量

【调料】

葱、姜、蒜、油、十三香、盐、料酒、鸡精、生抽、老抽、蚝油各适量

【做法】

①面粉放入盆中，加鸡蛋、盐、水和成光滑的面团，静置10—20分钟待用。

②把牛肉馅倒入碗里，加入葱末（葱可以多放一点）、姜末、蒜末、鸡精、十三香、盐。

③胡萝卜洗净去皮切成薄片，在沸水中焯烫一下，捞出用冷水过滤，沥干后切成小丁倒入牛肉馅里。

④倒入油、料酒、生抽、老抽、蚝油，按照顺时针或逆时针方向搅拌，直至肉馅不再松散，成黏糊状。

⑤醒好的面搓成长条，用手揪成小团子，按成小剂子，擀成饺子皮。

⑥将馅放入饺子皮中捏成饺子，水开后大火煮饺子，开锅倒入少许凉水，等开锅再次倒入凉水，重复3次，饺子浮起来即可出锅。

2. 羊肉胡萝卜饺子

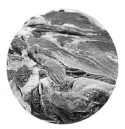
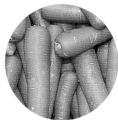
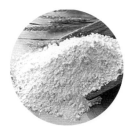

【原料】

羊肉、胡萝卜、面粉

【调料】

油、盐、酱油、花椒、葱末、姜末、料酒、胡椒粉、芝麻油、味精

【做法】

①羊肉洗净切成小块，剁成泥状。

②花椒用热水泡开，晾凉后倒入肉馅里，加入葱末、姜末、料酒、酱油调匀。

③胡萝卜洗净切片用热水焯一下，剁成碎末后倒入肉馅，再加油、盐、味精、胡椒粉、芝麻油，按照一个方向搅拌均匀，待用。

④在面粉中加水，边加边搅拌，之后在案板上揉好，盖上盖子醒一会儿。醒好的面搓成长条，用手揪成小团子，按成小剂子，擀成饺子皮。

⑤将馅放入皮中捏成饺子，水开后大火煮饺子，开锅倒入少许凉水，等开锅再次倒入凉水，重复 3 次，饺子浮起来即可出锅。

3. 肉三鲜饺子

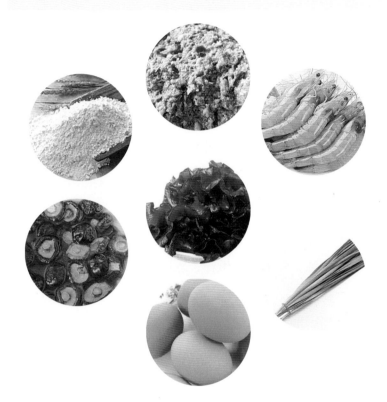

【原料】

面粉、猪肉馅、鲜虾、水发黑木耳、水发香菇、鸡蛋、韭菜

【调料】

油、盐、姜末、鸡精、黄酒、香油、酱油、五香粉、胡椒粉

【做法】

①猪肉馅中加入油、姜末、五香粉、胡椒粉、香油、盐、

鸡精和酱油搅拌均匀。

②把150克水分5次加入肉馅中，每次加水都要顺着一个方向充分搅拌直至水完全吸收再加下一次，水加完后继续顺着一个方向搅拌，直至肉馅上劲儿。

③香菇洗净切丝，用热水焯一下，晾凉后把水挤干，剁碎。

④黑木耳洗净切碎。韭菜顶刀切碎。鸡蛋炒成小散穗待用。鲜虾剥出虾仁，挑去虾线，切成小丁，加入少许胡椒粉和黄酒腌制15分钟。

⑤腌制好的虾仁沥干加入肉馅，再加木耳、韭菜、香菇和鸡蛋搅拌均匀。

⑥面粉放入盆中，加鸡蛋、盐、水和成光滑的面团静置10—20分钟待用。

⑦醒好的面搓成长条，用手揪成小团子，按成小剂子，擀成饺子皮。

⑧将馅放入皮中捏成饺子，水开后大火煮饺子，开锅倒入少许凉水，等开锅再次倒入凉水，重复3次，饺子浮起来即可出锅。

4.白菜香菇饺子

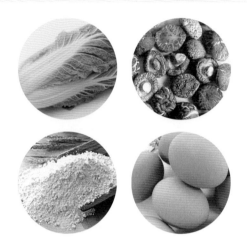

【原料】

白菜、香菇、面粉、鸡蛋

【调料】

油、盐、生抽、五香粉、葱末

【做法】

①面粉放入盆中,加鸡蛋、盐、水和成光滑的面团静置10—20分钟待用。

②白菜和香菇洗净切丝,用热水焯一遍,晾凉后把水挤干,剁碎。

③加入葱末、油、盐、生抽、五香粉搅拌均匀。

④醒好的面搓成长条,用手揪成小团子,按成小剂子,擀成饺子皮。

⑤将馅放入皮中捏成饺子，水开后大火煮饺子，开锅倒入少许凉水，等开锅再次倒入凉水，重复 3 次，饺子浮起来即可出锅。

十、点心类

新玉米吃法

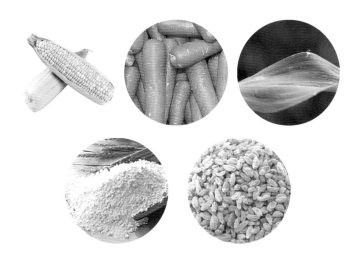

【原料】

玉米、胡萝卜、玉米叶、面粉、葡萄干

【做法】

①胡萝卜洗净去皮切片，在胡萝卜片上放葡萄干。

②将玉米粒搓下，放进面粉加水搅拌后置于玉米叶（叶去

两头）上，并放入蒸锅。

③在每个玉米叶的米糊上放入胡萝卜片蒸 20 分钟，蒸熟摆盘即可。

十一、药膳类

1. 首乌乌鸡汤

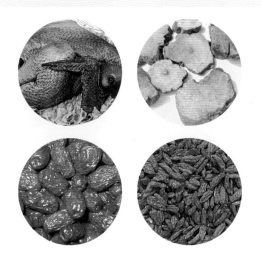

【原料】

乌鸡 1 只、何首乌 30 克、红枣 20 个、枸杞 10 克

【调料】

料酒 1 汤匙，盐、姜各适量

【做法】

①将乌鸡剁成小块，何首乌、红枣洗净待用。

②沸水焯鸡块除血水，捞起鸡块过冷水。把过好冷水的鸡块放到高压锅里，倒入清水（刚没过鸡块即可）。

③先不盖牢高压锅盖，大火烧开后，舀去漂在水面上的泡沫，放入何首乌、红枣、姜，倒入料酒。盖严高压锅盖，起气后转中火。

④ 25 分钟后关火，让高压锅自然放气，开盖后撒盐和枸杞。

⑤最后盖上锅盖，开火，焖 2 分钟，让鸡汤入味即可。

2. 玉竹山药炖鸡公

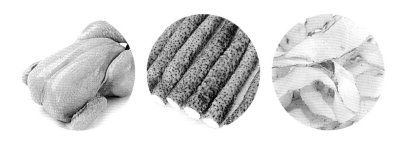

【原料】

白条鸡 1 只、山药 1 根、玉竹 15 克

【调料】

油、葱、姜、酱油、盐、八角各适量

【做法】

①白条鸡剁块洗净之后，过水焯几分钟，再冲洗干净。山药去皮切滚刀块，玉竹洗净备用。

②锅里热油，加葱、姜（姜要去皮）炝锅，倒入鸡块，加酱油翻炒几分钟，再加入足够量热水。

③大火炖开，再加几大片姜，八角1个，继续炖15分钟。转中小火1小时后加入山药、玉竹，最后加盐。

④继续炖20分钟至山药绵软即可。

3. 莲藕排骨汤

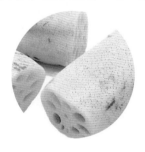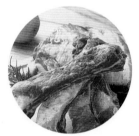

【原料】

莲藕、猪肋排

【调料】

大葱4段、姜4大片、香菜适量、料酒2茶匙、盐2茶匙、胡椒粉2茶匙

【做法】

①猪肋排用流水清洗干净，剔去多余的油脂、血块，剁成

6 厘米左右的小段。

②莲藕切去两头的蒂，纵向剖开成两半清洗干净，切成长边约 6 厘米的滚刀块。

③烧开一锅水，将排骨段放入沸水中焯烫，水重新沸腾后撇去血沫，反复撇几次直到没有血沫冒出，捞出排骨沥干。

④将排骨段放入汤锅中，加葱段、姜片和料酒，注入 3/4 锅的温水，盖上锅盖大火烧开，煮 15 分钟。

⑤放入莲藕块，将锅盖盖严，大火煮开后调成小火，保持微沸状态炖煮，炖 1 小时。

⑥炖好的莲藕排骨汤中加入盐、胡椒粉即可。食用前加入香菜调味。

4. 黄精枸杞炖排骨

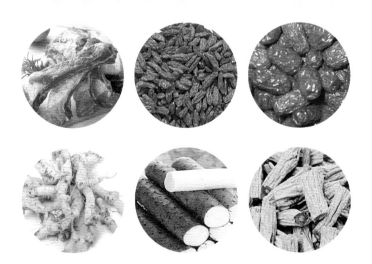

【原料】

排骨、枸杞、红枣、黄精、淮山药、党参

【调料】

盐适量

【做法】

①黄精提前泡好，排骨先用水焯一下，把血水去掉。

②将上述材料依次加入汤锅中，加入适量清水和适量盐，小火慢炖 2 小时即可。

5. 莲子百合猪骨汤

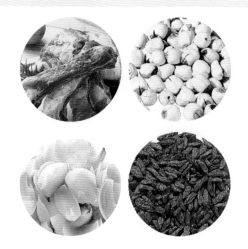

【原料】

排骨适量、莲子 30 克、百合 10 克、枸杞 1 小把

【调料】

葱、姜、盐各适量

【做法】

①排骨剁成小段。锅中烧水，放入姜片，水沸腾后放入排骨。将排骨捞起过水后洗净。

②提前泡好莲子和枸杞。将排骨、莲子、枸杞、百合、葱放入锅内，加适量水。

③将锅盖盖严，大火煮开后调成小火，保持微沸状态炖煮1小时。炖好的汤中加入盐即可。

6. 枸杞苦瓜肉骨汤

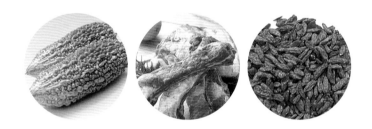

【原料】

苦瓜1个、排骨1斤、枸杞1小把

【调料】

盐、胡椒粉、葱、姜各适量

【做法】

①排骨剁成小段。锅中烧水，放入姜片，水沸腾后放入排骨。将排骨捞起过水后洗净。

②苦瓜去瓤去籽，洗净后切斜段，加入1小勺盐拌匀，腌

制 20 分钟后，用清水冲洗掉盐分和苦水。

③将排骨、葱、姜放进砂锅，加入足量的水，大火烧开转中小火炖 1 个小时左右。倒入苦瓜、枸杞再炖 20 分钟左右，加入盐、胡椒粉，出锅前撒入葱末。

7. 黄芪牛肉汤

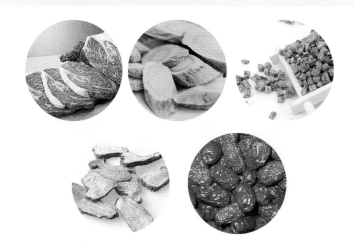

【原料】

牛肉 250 克、黄芪 10 克、防风 10 克、白术 10 克、红枣 10 枚

【调料】

料酒 2 茶匙，盐 2 茶匙，胡椒粉 2 茶匙，葱、姜、味精各适量

【做法】

①牛肉洗净，切成小块放入水中煮沸，撇掉上面的血沫，3 分钟后将牛肉捞起，过一下凉水。

②在锅里放适量的水，将洗净的黄芪、白术、防风、红枣

放进锅里，搅拌均匀，大火煎煮半小时。

③把备好的牛肉块放入已经煮了半个小时的药汤锅里，改用小火再炖 2 小时后，将黄芪、防风、白术拣出来。

④加入适量盐、葱、姜、料酒后，继续用大火再煮 8 分钟，最后放少许味精和胡椒粉即可出锅。

8. 山药薏米排骨汤

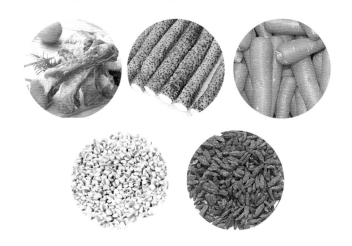

【原料】

排骨 500 克、山药半根、胡萝卜 1 根、薏米 1 把、枸杞适量

【调料】

料酒 1 茶匙、白醋几滴、八角 1 个、盐适量、生姜适量

【做法】

①山药洗净，削去外皮，切成滚刀块备用；胡萝卜切成滚刀块；薏米洗净。

②烧开一锅水，将排骨段放入沸水中，水重新沸腾后撇去血沫，反复撇几次直到没有血沫冒出，捞出排骨沥干。

③砂锅放适量水烧开（一次放够，中途不再加水），把排骨和姜、料酒、八角一起放入，用大火烧开后转小火。

④加入几滴白醋，不仅可以让排骨中的钙溶入汤汁中，还能使汤味更加鲜美。醋不要加多了，否则排骨就变味了。

⑤小火煮1小时后，再放入山药、胡萝卜、薏米，小火再煮1小时，放枸杞和盐调味即可。

9.茯苓山药土鸡汤

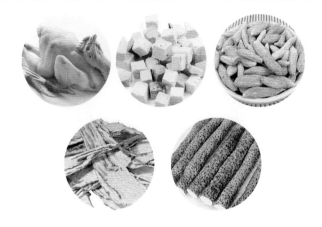

【原料】

土鸡1只、茯苓2克、麦冬2克、当归1根、山药适量

【调料】

大葱1根、姜片3片、盐适量、料酒适量

【做法】

①大葱切段、姜切片，山药洗净，削去外皮，切成滚刀块备用。茯苓、麦冬、当归用温水浸泡 15 分钟去除其中的苦涩味。

②将清洗好的鸡放入锅中，放入茯苓、麦冬、当归及切好的山药，加入适量的清水，之后放入适量料酒、大葱及姜片。

③大火煮沸后转小火煲 2 个小时，撒上盐即可。

10. 土豆汤

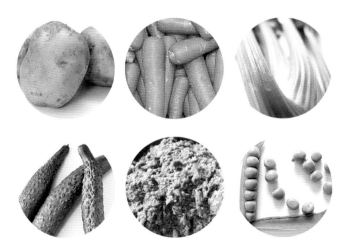

【原料】

土豆 500 克，胡萝卜、芹菜、黄瓜、猪肉末、豌豆粒各适量

【调料】

盐 2 茶匙、味精 1/3 茶匙、黑胡椒碎粒 1/2 茶匙，葱、油、

料酒各适量

【做法】

①土豆切成滚刀小块，清水浸泡备用；胡萝卜、黄瓜切土豆块大小，芹菜切丁，葱切段。

②将胡萝卜、芹菜、黄瓜、土豆、豌豆粒和冷水一起放入锅中煮。

③另起一锅，热锅下油，放入猪肉末煸炒，加入少许料酒去腥，炒至变色后出锅备用。

④将炒好的肉末放入汤锅中与胡萝卜、芹菜、黄瓜、土豆、豌豆粒、葱一起煮，煮至土豆变软后加入少量盐、味精和黑胡椒碎粒调味即可。

11. 西红柿牛肉汤

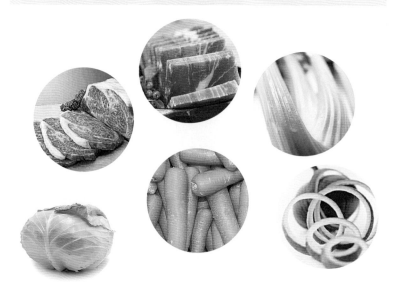

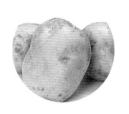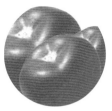

【原料】

牛肉 500 克、火腿适量、芹菜适量、洋白菜 1 个、土豆 2
个、西红柿 2 个、胡萝卜 1 个、洋葱 2 个

【调料】

黄油 80 克（也可以用普通食用油代替）、番茄酱 350 克、
大豆油适量、盐适量

【做法】

①牛肉切丁，焯一下，撇出血沫，用大火煮开后，用文火
炖 1 小时左右。

②西红柿、土豆、胡萝卜、洋白菜、芹菜茎、洋葱切丁；
芹菜叶摘下洗净，火腿切片（土豆切完最好用水泡着，不
然会变色）。

③牛肉汤炖好后盛到盆子里，将一块黄油放入锅中加热
融化。

④加入适量大豆油，将土豆放入油中翻炒，炒成表面金黄
后，放入番茄酱，翻炒均匀后放入胡萝卜、洋葱、西红
柿、芹菜丁继续翻炒。

⑤将炖好的牛肉连汤一起倒入，放适量盐，加入火腿、洋

白菜，盖上盖子炖1小时左右，汤变浓后撒上芹菜叶即可。

12. 洋葱芝士汤

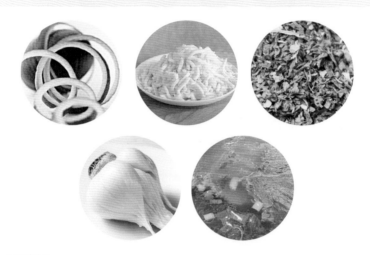

【原料】

洋葱、马苏里拉芝士、法香末、蒜、牛肉汤

【调料】

盐、黄油、白胡椒

【做法】

①洋葱切细丝，蒜切末，备用。

②锅中放10克左右黄油，待融化后放入洋葱丝和蒜末翻炒，加食盐、白胡椒调味。

③洋葱炒至软后，加入适量的牛肉汤，烧开后转文火煮10分钟左右。

④将煮好的洋葱汤倒入烤盆中，面上撒一层马苏里拉芝

士，入烤箱，上下火，170℃左右烤15—20分钟。

⑤烤好后取出，撒一些法香末即可。

13. 鳕鱼花生猪骨汤

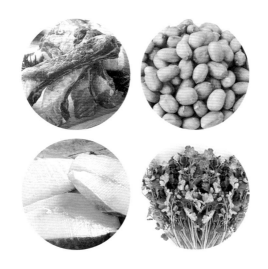

【原料】

猪排骨（大排）500克、生花生仁100克、鳕鱼150克、
香菜5克

【调料】

色拉油30克、豌豆淀粉15克、盐10克、黄酒15克、葱
适量、姜适量

【做法】

①锅内放猪排骨、葱结（葱打结）15克、姜、盐、黄酒
和清水5杯，先用大火煮沸，再用小火炖至骨头汤浓。

②滤出清汤后，加入生花生仁，小火煮至软熟。

③将鳕鱼肉切成厚片，蘸些豌豆淀粉备用。

④炒锅加入油烧热，将鳕鱼肉煎至两面金黄。

⑤把鱼片放入汤中略煮，撒上葱花、香菜（切末）即可。

十二、养生饮品

1. 山药玉竹汤

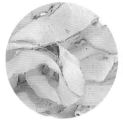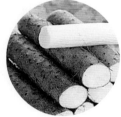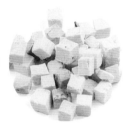

玉竹、淮山药、云茯苓各取 1 两在砂锅里烧开，水开后慢火煮 1 小时，可全天饮用。

2. 枸杞菊花饮

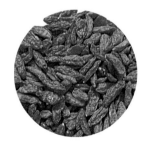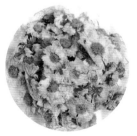

每杯水中放 10 粒枸杞、3 朵菊花，泡半天，全天饮用。糖尿病患者可以天天喝。

3.核桃黄精饮

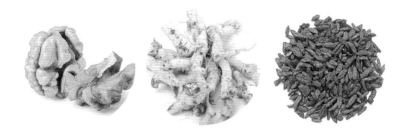

核桃仁、黄精各 5 克，再加 10 粒枸杞泡水喝，可全天饮用。

4.黑豆核桃大枣补气汤

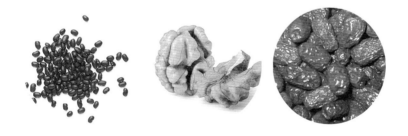

黑豆、核桃仁、大枣一起煮水，自行掌握用量，还可以根据个人喜好加入枸杞、花生仁等。

5.热鸭梨水

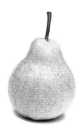

切 2—3 薄片的鸭梨放在杯子里，加入热水，每天饮用。

 健康养生小百科

特色饮品推荐

养生饮品还有山楂饮、陈皮饮、绿茶饮、青柠蜜、八宝茶、西红柿汁、菊花银耳饮等，还可以将长寿菜、苋菜、艾叶等榨汁饮用。

责任编辑：余　平　杜丽星
特约编辑：刘思思
装帧设计：肖　辉　林芝玉

图书在版编目（CIP）数据

糖尿病健康生活手册 / 安安 编著 . — 北京：东方出版社，2022.1

ISBN 978 - 7 - 5207 - 2646 - 7

I. ①糖… Ⅱ. ①安… Ⅲ. ①糖尿病 - 病人 - 保健 - 手册 Ⅳ. ① R587.1-62

中国版本图书馆 CIP 数据核字（2021）第 262104 号

糖尿病健康生活手册

TANGNIAOBING JIANKANG SHENGHUO SHOUCE

安安　编著

东方出版社 出版发行

（100120　北京市西城区北三环中路 6 号）

北京雅昌艺术印刷有限公司印刷　新华书店经销

2022 年 1 月第 1 版　2022 年 1 月北京第 1 次印刷

开本：710 毫米 ×1000 毫米 1/16　印张：9.75

字数：88 千字

ISBN 978 - 7 - 5207 - 2646 - 7　定价：45.00 元

邮购地址 100120　北京市西城区北三环中路 6 号

人民东方发行中心　电话（010）85924663　85924644　85924641